普通外科疾病理论与实践

PUTONGWAIKE JIBING LILUN YU SHIJIAN

赵日志　等 主编

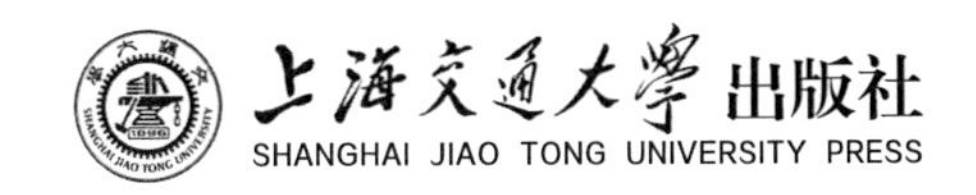

内容提要

本书首先详细介绍了普通外科的基础内容，然后重点阐述了普通外科常见疾病的诊断和治疗原则。本书是一本具有一定参考价值的普通外科学专著，可供各级医院的外科医师、普通外科医师、进修医师和实习医师参考使用。

图书在版编目（CIP）数据

普通外科疾病理论与实践 / 赵日志等主编. --上海 ：上海交通大学出版社，2022.11

ISBN 978-7-313-25371-2

Ⅰ. ①普… Ⅱ. ①赵… Ⅲ. ①外科－疾病－诊疗 Ⅳ. ①R6

中国版本图书馆CIP数据核字（2021）第175363号

普通外科疾病理论与实践

PUTONGWAIKE JIBING LILUN YU SHIJIAN

主　　编：赵日志　等

出版发行：上海交通大学出版社　　地　　址：上海市番禺路951号

邮政编码：200030　　电　　话：021-64071208

印　　制：广东虎彩云印刷有限公司

开　　本：710mm × 1000mm　1/16　　经　　销：全国新华书店

字　　数：240千字　　印　　张：13.75

版　　次：2023年1月第1版　　插　　页：2

书　　号：ISBN 978-7-313-25371-2　　印　　次：2023年1月第1次印刷

定　　价：128.00元

编委会

BIAN WEI HUI

主编简介 ZHU BIAN JIAN JIE

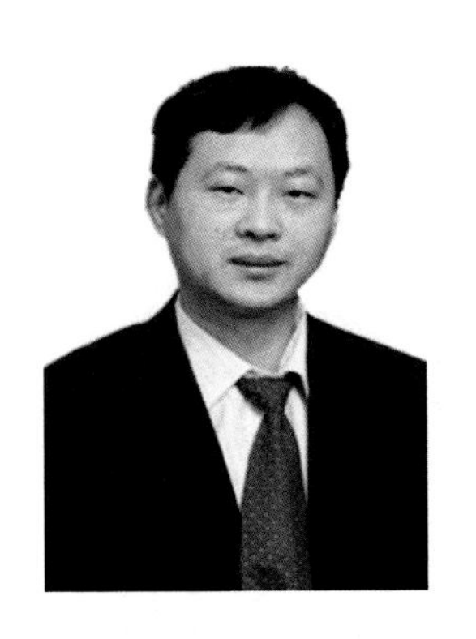

赵日志

男，1972年生，副主任医师。毕业于三峡大学医学院临床医学专业，现就职于山东省日照市中医医院胃肠肝胆学科部，现任日照市医学会普外科胃肠专业委员会委员。主要从事普外科的诊疗。发表论文7篇。

前　言

普通外科学是临床外科学的重要组成部分，它的范畴是在医学发展过程中逐步形成并且是在不断更新变化的。现代普通外科学不仅是具有手术操作特点的学科，更是建立在解剖学、生理学、病理学等基础医学之上，与理论医学相辅相成的专业学科。普通外科学近年来发展迅速，它不仅依靠于手术技巧的改进，更是依赖于医学技术的发展，如输血、输液认知的日益加深，抗生素、麻醉术的不断进步等，这都对现代普通外科学的不断发展，起到了极大的推动作用。作为一名合格的临床外科医师，必须通过不断的学习才能跟上现代普通外科学的发展步伐。

近年来，随着人们对疾病认识的不断深化，许多疾病的诊断和治疗方法也在不断更新，为了满足广大临床医务工作者的实际需求，我们特组织了一批具有深厚理论基础和丰富临床经验的一线外科专家，参考众多国内外相关专业文献书籍，深入探究并加以汇总和提炼，同时融汇自身的临床实践经验，编写了《普通外科疾病理论与实践》一书。

本书首先详细介绍了普通外科基础内容，如普通外科临床常用诊疗技术、体液代谢和酸碱平衡失衡等；然后重点介绍了普通外科常见疾病的诊断和治疗原则，包括腹部损伤、急性化脓性腹膜炎、阑尾疾病、胆道疾病等内容。本书立足于临床实践，内容翔实新颖、结构合理、重点突出、深入浅出、方便阅读，注重科学性与实用性的有机统一，实现了理论与实践、局部与系统的高度结合，是一本具有一定参考价值的普通外科学书籍，可供各级医院的外科医师、普通外科医师、进修医师和实习医师参考使用。

由于参编人数较多，文笔不尽一致，加之编写时间有限和篇幅所限，书中存在的不足之处，望广大读者提出宝贵意见和建议，以便再版时修订，不胜感激。

《普通外科疾病理论与实践》编委会

2020 年 11 月

目录

第一章

普通外科临床常用诊疗技术

第一节　中心静脉穿刺置管术

一、应用解剖学基础

(一)锁骨下静脉

锁骨下静脉为腋静脉的延续，起于第一肋骨外侧缘，成人长度为 3～4 cm；前方为锁骨内侧缘，下方为第一肋骨上表面，后方为前斜角肌；锁骨下静脉越过第一肋骨表面略呈弓形；然后向内下跨越前斜角肌汇入颈内静脉；锁骨下静脉正位时最高点在锁骨中点偏内，侧位时位于锁骨下动脉的前下方，其间有前斜角肌分隔，成人厚度为0.5～1 cm。

(二)颈内静脉

颈内静脉起始于颅底，在颈部颈内静脉全程位于胸锁乳突肌锁骨头前缘的下面、颈总动脉的前外方，在胸锁关节处与锁骨下静脉汇合成无名静脉入上腔静脉。颈内静脉上段在胸锁乳突肌胸骨头内侧，中段在两个胸骨头后方，下部位于颈动脉三角内(图 1-1)。

(三)股静脉

股静脉为腘静脉的延续，在大腿根部腹股沟韧带下方与股动脉同行于股血管鞘内，位于动脉的内侧，在腹股沟韧带下 1.5～2 cm 处有大隐静脉汇入(图 1-2)。

二、适应证

严重创伤、休克、急性循环衰竭、急性肾衰竭等危重患者；需定期监测中心静脉压者；需长期静脉营养或经静脉抗生素治疗者；需经静脉输入高渗溶液或强酸、强碱类药物者；需经静脉放置心脏起搏器者。

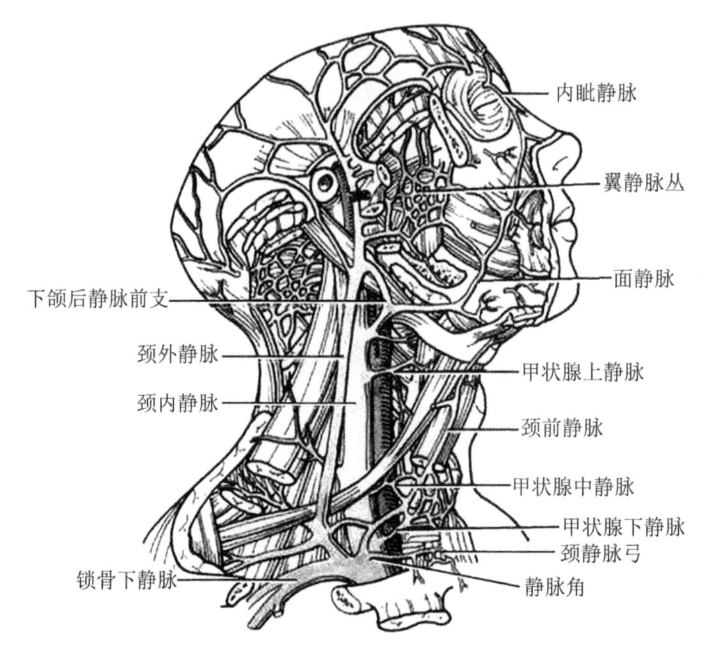

图 1-1 锁骨下静脉与颈内静脉

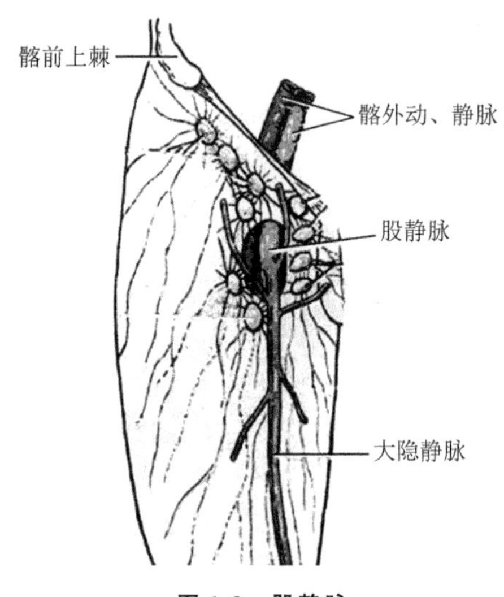

图 1-2 股静脉

三、禁忌证

严重出、凝血障碍的患者及广泛上腔静脉和穿刺侧下肢深静脉血栓形成者；穿刺部位皮肤存在感染、破溃者；躁动不安且极不配合者；合并严重的上腔静脉压迫综合征及右心房压力过高的患者等。

四、常用穿刺途径

(1)锁骨下静脉:锁骨上路+锁骨下路。

(2)颈内静脉:前路+中路+后路。

(3)股静脉途径。

五、常用器械

(1)中心静脉穿刺套装(单腔管、双腔和三腔管)(图 1-3)。

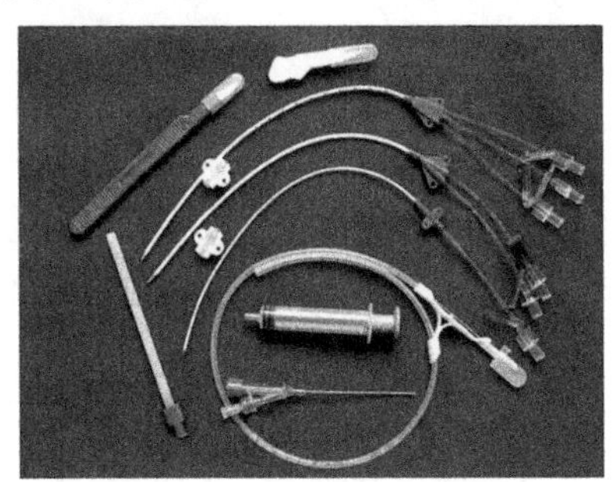

图 1-3　中心静脉穿刺套装

(2)治疗包(消毒、铺巾)。

(3)无菌手套、口罩、帽子、手术衣。

(4)碘伏、2%利多卡因、肝素、生理盐水。

(5)5 mL 注射器、肝素帽、缝针和缝合线、无菌敷料。

六、操作方法

(一)锁骨下静脉穿刺的操作方法

1.锁骨下入路法

见图 1-4。

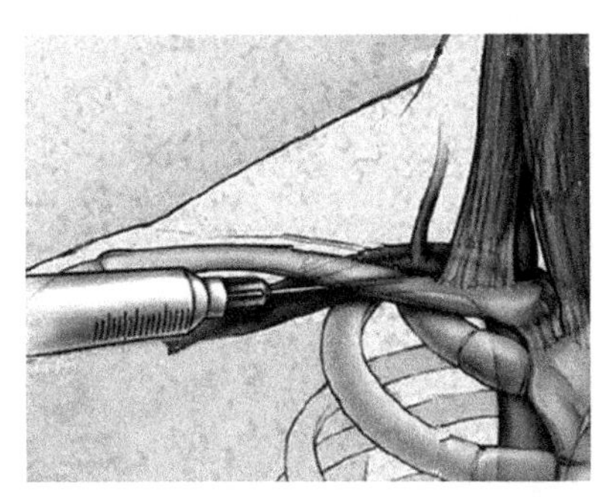

图 1-4　锁骨下入路法

(1)患者去枕仰卧,头偏向对侧或正位,也可采取肩垫枕的仰卧头后垂位。

(2)在锁骨下方,以锁骨中点下 1～1.5 cm 处(或内侧或外侧 1 cm 处)为穿刺点,穿刺方向与额状面成角的大小取决于患者的胖瘦与胸廓的厚度,多数成 15°。针尖指向胸骨上窝与环状软骨之间。

(3)负压进针已达 4～5 cm 仍无回血时,不可再向前推进,慢慢向后退针并边退边抽;直至抽到暗红色血液为止,经反复测试无误后便可置管。

2.锁骨上入路法

见图 1-5。

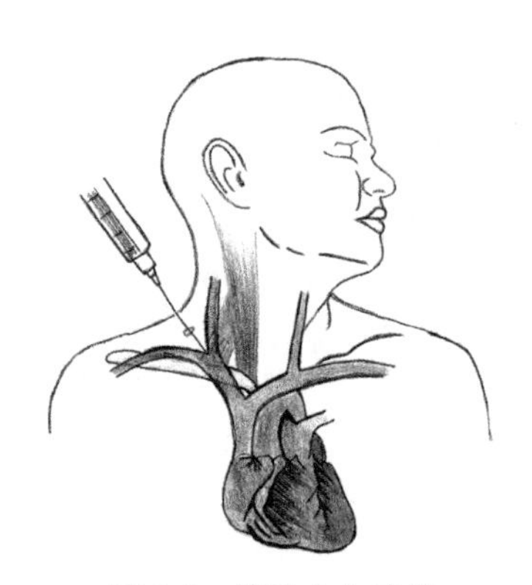

图 1-5　锁骨上入路法

(1)患者取仰卧头低位,右肩部垫高,头偏向对侧,使锁骨上窝显露出来。

(2)穿刺点在胸锁乳突肌与锁骨头的外侧缘,在锁骨上缘约 1 cm 处进针。

(3)方向:针与身体正中线或与锁骨成 45°,与冠状面保持水平或稍向前 15°,针尖指向胸锁关节。进针的深度通常为 2.5～4 cm,应随患者的胖瘦而定。

(4)带着负压缓慢进针,直至抽到暗红色血液为止。

(二)颈内静脉穿刺操作方法

见图 1-6。

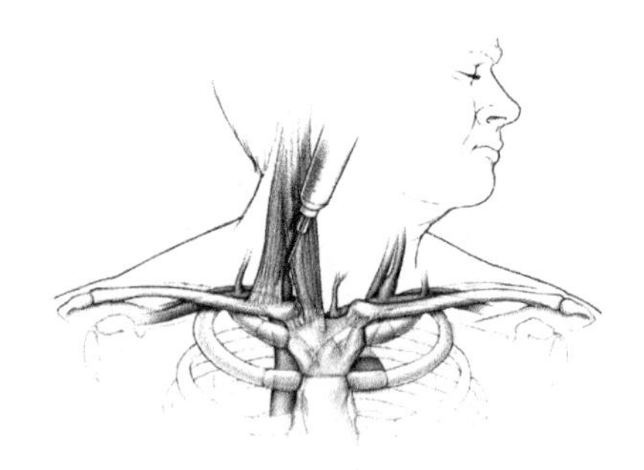

图 1-6　颈内静脉穿刺

(1)患者去枕平卧,头转向对侧,肩背部垫一薄枕,取头低位10°～15°。

(2)常规碘伏消毒、铺无菌巾。

(3)局部麻醉定位,2%利多卡因3～4 mL,试穿,探明位置、方位和深度。

(4)穿刺路径,保持负压。进入静脉,突破感,回血通畅,呈暗红色,压力不高。

(5)置导丝,用力适当,无阻力,深浅合适,不能用力外拔,最后置入导管并固定。

七、注意事项

(一)穿刺置管时常见并发症及处理

1.误入动脉

误入动脉穿刺位置过深导致。一旦误穿动脉,应立即拔针,局部用手指压迫5～10分钟即可。

2.气胸

穿刺过深损伤胸膜,患者出现胸闷、发绀、呼吸窘迫,同侧呼吸音偏低,应立即做胸部X线检查,行胸腔穿刺或放置闭塞引流。

3.血胸

穿刺针同时刺破大的血管和胸膜腔,表现为呼吸困难、胸痛及发绀,严重者可引起休克,应立即拔出导管,根据情况做胸腔闭塞引流。

4.导管位置异常

导管进入同侧锁骨下动脉或对侧无名静脉;术后应常规做X线检查并在透视下调整导管位置。

(二)置管后出现的并发症

1.血管周围炎性反应

穿刺点周围红、肿、热、痛,穿刺点有炎性分泌物。这与导管留置时间过长,使用刺激性药物有关。局部可用50%硫酸镁进行湿热敷和超短波理疗。

2.导管栓塞

导管留置时间太长或输液滴速太慢导致血液滞留在导管内形成血栓,从而引起导管栓塞。小栓子用肝素抗凝可自溶,如栓塞过大应坚决拔除导管。

3.导管感染

患者不明原因的寒战、高热,白细胞计数升高,导管周围皮肤红、肿、热、痛。一旦出现导管感染应果断拔除导管,同时使用抗生素治疗,并做导管尖端、静脉血、导管周围皮肤的细菌培养。

4.导管折断

多由导管质量差、患者躁动或颈部活动频繁所致,应予以及时更换。

第二节 腹腔镜探查术

一、适应证

(一)腹部疑难疾病诊断

腹部疾病通过实验室检查和多种影像诊断技术检查难以确诊时,腹腔镜就显示其独特、精确的诊断作用,能在直视下进行活检,辅助外科医师做出准确的评估,还可以辅助治疗。对病变确诊者,可立即行手术治疗。在诊断方面,应用于腹部外伤、肝炎、结核、腹水、腹部肿块、腹腔转移癌的诊断。

(二)晚期肿瘤精确分期

对于肿瘤分期、腹内恶性肿瘤的腹腔镜术前分期准确,可免除不必要的开腹探查术。

(三)双镜联合辅助内镜诊断和治疗

可联合胃镜、纤维结肠镜、小肠镜、宫腔镜对常规内镜难以处置的腹部疾病,如胃肠疾病和妇科疾病进行诊断和治疗。

二、优点与缺点

优点:腹腔镜探查术创伤小,痛苦轻,并发症少,能直接观察正常脏器和病变组织。部分代替了既往的剖腹探查术,尽量避免了盲目开腹手术。直观地获取诊断依据,痛苦少,避免不必要的开腹手术,做到诊疗一体化。在诊断腹腔内的微灶转移方面,对 B 超、CT、MRI 等影像学检查具有重要的补充诊断价值。

缺点:主要包括患者须接受全身麻醉和承担相应风险,投入仪器成本和费用较大,需要专业技能。

三、常用设备与方法

腹腔镜主要设备:腹腔镜台车。

方法:所有患者均施行静脉复合全身麻醉,气管插管。在脐部作一个长约10 mm的观察孔,建气腹,压力在 12 mmHg 以内。经鞘置入腹腔镜进行探查,根据病变性质及部位另做 2～3 孔作为手术操作孔。首先明确诊断,需要手术治疗者,采用何种手术方式应根据病变情况和手术者掌握的腹腔镜技术进行选择,腹腔镜下不能完成手术时即中转为开腹。

第三节　腹腔穿刺术

一、应用解剖学基础

腹前外侧壁的厚薄因人而异,由浅入深可分为 6 层:①皮肤;②浅筋膜;③深筋膜和肌层;④腹横筋膜;⑤腹膜外脂肪;⑥壁腹膜。

二、适应证

(1)抽液做化验及病理检查,以确定腹水的性质及病原,协助诊断。

(2)大量腹水时放液以减轻压迫症状。

(3)行人工气腹作为诊断和治疗手段。

(4)腹腔内注射药物。

(5)进行诊断性穿刺,以明确腹腔内有无积液、积脓、积血。

三、禁忌证

(1)严重肠胀气。

(2)腹腔慢性炎症广泛粘连。

(3)妊娠后期。

(4)有肝性脑病倾向者,不宜放腹水。

(5)疑有卵巢囊肿、多房性肝包虫病。

(6)弥散性血管内凝血。

(7)躁动不能合作者。

四、常用器械

清洁盘,腹腔穿刺包,腹带,安全针,塑料围裙及中单,水桶,无菌试管 4～6 只(留送常规、生化、细菌、酶学及病理细胞学检查标本)(图 1-7)。备好急救药品如肾上腺素、苯甲酸钠及咖啡因等。

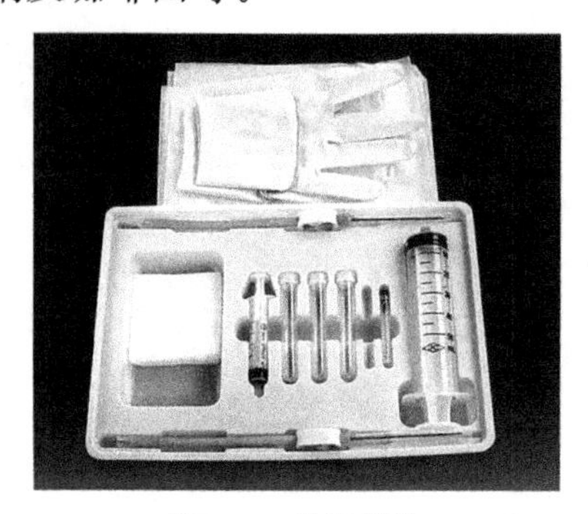

图 1-7　常用器械

五、操作方法

(1)嘱患者先排空尿液,扶患者坐在靠背椅上(图 1-8),或取斜坡卧位,背部铺好腹带,腹下部系塑料围裙及中单。腹水量少者,则采取侧卧位。

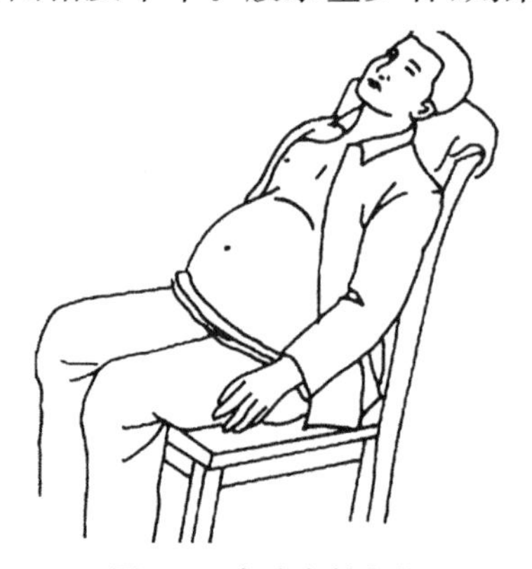

图 1-8　腹腔穿刺坐位

(2)穿刺部位:①脐与髂前上棘中外 1/3 交点处,此处不易损伤腹壁下动脉,通常选择左侧穿刺点;②侧卧位可取脐水平线与腋前线或腋中线交界处,此处常用于诊断性穿刺;③坐位可取脐与耻骨连线中点上方 1 cm、偏左或偏右 1～1.5 cm处,此处无重要器官且易愈合(图 1-9);④少量腹水进行诊断性穿刺时,穿刺前宜令患者先侧卧于拟穿刺侧 3～5 分钟,如在 B 超引导下穿刺则更准确。

(3)常规皮肤消毒:术者戴无菌手套,铺无菌洞巾,局部麻醉达壁层腹膜。用穿刺针逐步刺入腹壁(图 1-10)。待进入腹腔后,可先用注射器抽吸少许腹水置于无菌试管中,以备送检。然后针栓接一乳胶管,引腹水入容器内。

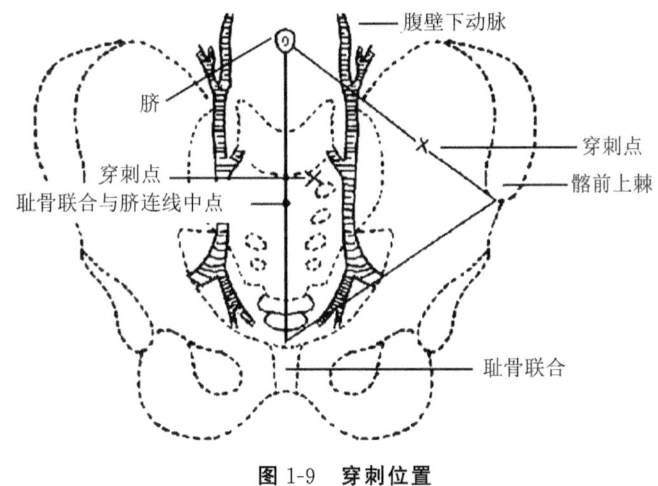

图 1-9 穿刺位置

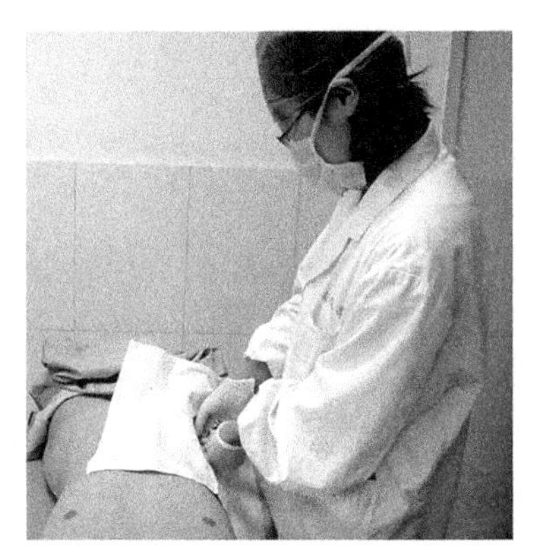

图 1-10 穿 刺

(4)放液速度不宜过快,放液量不宜过多。放液中应由助手逐渐收紧腹带,不可突然放松,并密切观察患者面色、血压、脉搏、呼吸等。如发生晕厥、休克应停止放液,安静平卧,并予以输液、扩容等紧急处理(图 1-11)。

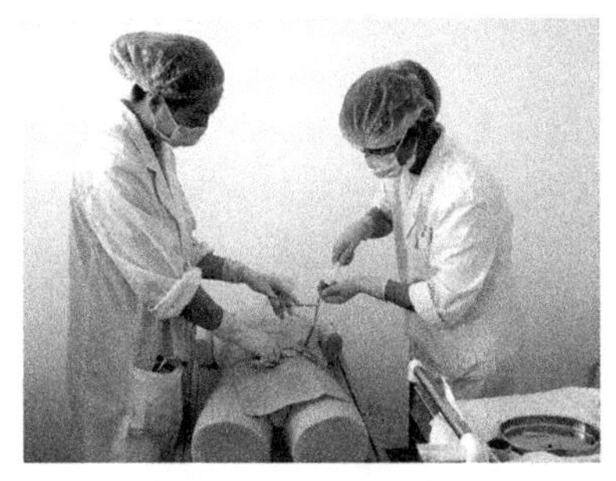

图 1-11 放 液

(5)放液完毕,取出穿刺针,局部涂以碘伏及乙醇,覆盖无菌纱布,以胶布固定,再缚腹带。缚腹带前应仔细检查腹部,如肝脾大小及包块等。如针孔有腹水渗出,可涂火棉胶封闭。

(6)如诊断用腹腔穿刺,可用静脉注射针直接进行穿刺抽液汁。选择穿刺部位同前,无需腹带。

六、注意事项

(1)大量放腹水可能引起晕厥或休克、水与电解质紊乱、血浆蛋白丢失等严重并发症,故除特殊情况外,一般不予以放液。初次放腹水不宜超过 3 000 mL,但有腹水浓缩回输设备者不在此限。

(2)腹水为血性者于取得标本后,应停止抽吸或放液。

(3)腹腔穿刺放液术后,患者应卧床休息至少 12 小时。

第四节　肝穿刺活体组织检查术

肝穿刺活体组织检查(简称肝穿刺)是用肝穿刺针吸取肝脏组织进行病理学检查。临床上已广泛应用于肝炎、脂肪肝、肝癌等疾病的诊断。此法操作简单、安全、穿刺针在肝脏内停留时间较短。由于穿刺有可能引起出血,故在检查前应查血小板、凝血时间和凝血酶原时间。有出血倾向或重度黄疸者不宜作肝穿刺。肝穿刺后的患者应卧床休息 6 小时,并监测脉搏、血压及是否有出血征象。

一、术前准备

(一)患者准备

告诉患者及家属病情及适应证,签穿刺同意书。

(1)术前应检查血小板计数、出血时间、凝血时间、凝血酶原时间,如有异常,应肌内注射维生素 K_1 10 mg,每天 1 次,3 天后复查,如仍不正常,不应强行穿刺。

(2)穿刺前应测血压、脉搏并进行胸部 X 线检查,观察有无肺气肿、胸膜肥厚,验血型,以备必要时输血,并在 12 小时内禁食。

(3)向患者解释穿刺目的,练习屏气方法(在深呼气末屏气片刻)。有咳嗽者，术前1小时口服可待因0.03 g。

(4)详细询问病史、用药情况。如有使用抗凝药物，至少应在穿刺前72小时停用。

(5)术前用镇静剂。

(二)医务人员准备

医务人员应洗手，戴口罩，帽子。

(三)环境准备

环境清洁、消毒、无尘，室温不低于20 ℃，注意遮挡。

(四)物品准备

无菌肝穿刺包，穿刺针，穿刺锥，针芯，橡胶管，注射器，血管钳，洞巾，纱布，弯盘、腹带、沙袋、无菌手套、2%利多卡因、生理盐水、标本瓶、标本固定液等。

二、操作方法

(1)患者取仰卧位，并将右手置于枕后。

(2)穿刺点一般取右侧腋前线第7、8肋间隙或腋中线第8、9肋间、肝实音处穿刺。疑诊肝癌者，宜选较突出的结节处在超声定位下穿刺。

(3)皮肤消毒，用2%利多卡因做局部麻醉。

(4)备好快速穿刺套针(针长7 cm、针径1.2 mm或1.6 mm)，套针内装有长2～3 cm钢针芯活塞，空气和水可通过，但可以阻止吸进套针内的肝组织进入注射器。以橡皮管将穿刺连接于10 mL注射器，吸入无菌生理盐水3～5 mL。

(5)先用三棱针在穿刺点皮肤上刺孔，由此孔将穿刺针靠肋骨上缘与胸壁呈垂直方向刺入0.5～1 cm。然后将注射器内生理盐水推出0.5～1 mL，冲出针内可能存留的皮肤与皮下组织，以防针头堵塞。

(6)将注射器抽成负压并保持，同时嘱患者先吸气，然后于深呼气末屏住呼吸(术前应让患者练习)，继而术者将穿刺针迅速刺入肝内并立即抽出。总计穿刺深度不超过6 cm。

(7)拔针后立即以无菌纱布按压创面5～10分钟，再以胶布固定，并以高弹力腹带束紧。

(8)用生理盐水从套针内冲出肝组织条于弯盘中，挑出以10%甲醛固定送检。

(9)近年来，在超声引导下穿刺活检效率高、质量好。针有两类：①抽吸式活检针，一般选 18～21G 针，在穿刺探头引导下将活检针刺入肝或肿块边缘稍停，抽提针栓造成负压后迅速将针刺入肿块内 2～3 cm，暂停 1～2 秒，尔后旋转以离断组织芯，或边旋转边进针，最后出针；②无负压切割针，目前常用弹射式组织“活检枪”，进针速度极快，17 m/s，最大限度地避免被切割组织的副损伤(图 1-12)。

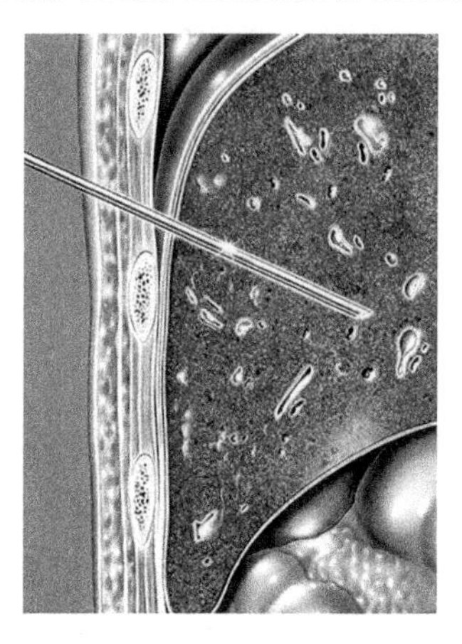

图 1-12 肝穿刺示意图

三、术后处理

(1)术后应卧床 24 小时，在 4 小时内每隔 15～30 分钟测脉搏、血压 1 次，如有脉搏增快细弱、血压下降、烦躁不安、面色苍白、出冷汗等内出血现象，应紧急处理。如无变化，改为每小时 1 次，共 6 次。

(2)穿刺后如局部疼痛，应仔细查找原因，若为一般组织创伤性疼痛，可给予止痛剂；若发生气胸、胸膜性休克或胆汁性腹膜炎，应及时处理。如果出血量较大，出现休克、昏迷等症状，应积极给予补充血容量，如输血、补充羟乙基淀粉等物质，同时给予止血及其他对症处理。

四、并发症

(一)局部疼痛

一般比较轻微，可以观察，如果剧烈可以用止痛药，一般 1 小时后就会缓解，如果持续疼痛不能缓解，一定要进一步检查有没有其他问题。

(二)出血

大多数肝穿刺出血是微不足道的，不需治疗；如果发生大出血，则需要输血，并转重症监护室监护；少数大出血需要手术止血。

(三)其他少见并发症

包括胆汁性腹水、胆汁性胸膜炎、胆汁性腹膜炎、气胸、血胸、皮下气肿、气腹及穿刺针断裂等。

第五节　下肢深静脉顺逆行造影技术

下肢深静脉造影虽然是一种创伤性检查,但仍然是目前最可靠的诊断方法,可以准确了解病变的性质、范围、程度及血流动力学变化,分为顺行造影和逆行造影。

一、顺行造影

先将患者平卧于检查台,头高足低 15°～30°,经足背浅静脉注入造影剂,为了更好地显示深静脉,可在踝关节扎一止血带。静脉推注完造影剂后打开透视,可以观察到小腿深静脉是否通畅、表现出来的造影剂中断或充盈缺损、有无交通支瓣膜功能不全引起的深静脉向浅静脉反流;然后再平放,嘱患者做 Valsalva 屏气动作后,同时用手挤压小腿,观察大腿段深静脉,正常情况下,可见瓣膜的竹节形态。

(一)适用范围

静脉疾病诊断的金标准。判断深静脉是否通畅,深静脉瓣膜与交通支瓣膜有无关闭不全或反流,是静脉曲张有无手术指征和手术方式选择的重要依据。

(二)注意事项

足背静脉穿刺方向应朝向脚趾;为避免发生静脉炎,造影剂应用生理盐水按 1∶1 稀释;造影剂总量为 40～60 mL。

二、逆行造影

经股静脉穿刺置管,推入造影剂,主要检查深静脉反流情况。

(一)禁忌证

穿刺部位局部感染、严重出血倾向、穿刺部位静脉闭塞或局部血管畸形。

(二)操作方法与注意事项

1.操作方法

患者平卧,下肢轻度外展外旋,穿刺点选择在腹股沟韧带下方,股动脉搏动内侧约 0.5 cm 处。腹股沟区常规消毒铺巾,1%利多卡因局部麻醉。肝素生理盐水冲洗穿刺针及深静脉导管。穿刺角度 45°进针,穿入血管,感受到落空感,然后经穿刺针置入导丝,退出穿刺针,保留导丝于血管腔内,将导管顺导丝推送入血管腔内,退出导丝,回抽有血,然后注入肝素生理盐水,妥善固定导管,以备造影用(深静脉导管也可用血管鞘替代)。

2.注意事项

股静脉穿刺逆行造影时注意穿刺血管后,如无回血或回血不畅则表明穿刺可能未进入或穿透血管,不可置入导丝,须调整穿刺针位置。导丝进入血管,应非常顺畅,如果导丝插入有阻力,提示导丝可能前方血管闭塞及扭曲明显,不可采用暴力,同时应注意勿将导丝留在血管腔内,以免产生严重并发症。深静脉导管植入 5～10 cm,造影剂应快速推注,同时嘱患者做 Valsalva 屏气动作。

反流可分为 5 级。0 级:无造影剂反流。Ⅰ级:少量造影剂反流,但不超过大腿近段。Ⅱ级:造影剂反流至腘窝水平。Ⅲ级:造影剂反流至小腿。Ⅳ级:造影剂反流至踝部。

0 级表示瓣膜功能正常,Ⅰ～Ⅱ级应结合临床加以判断,Ⅲ～Ⅳ级提示瓣膜功能明显受损,是诊断原发性深静脉瓣膜功能不全的重要依据。

第六节　股动脉穿刺术

一、应用解剖学基础

股动脉在腹股沟韧带中点深面,起始于髂外动脉,向下分支为股浅动脉及股深动脉。股动脉前方仅覆盖皮肤、皮下组织及阔筋膜,位置表浅,宜作动脉穿刺点。在股三角内,由外向内依次排列为股神经、股动脉、股静脉及股管。

二、应用范围

血管腔内治疗入路、动脉灌注化疗入路。

三、禁忌证

穿刺部位局部感染、严重出血倾向、穿刺部位动脉闭塞严重出血倾向、穿刺部位皮肤感染、局部血管畸形。

四、常用器械

血管穿刺针、普通导丝、血管鞘(图 1-13)。

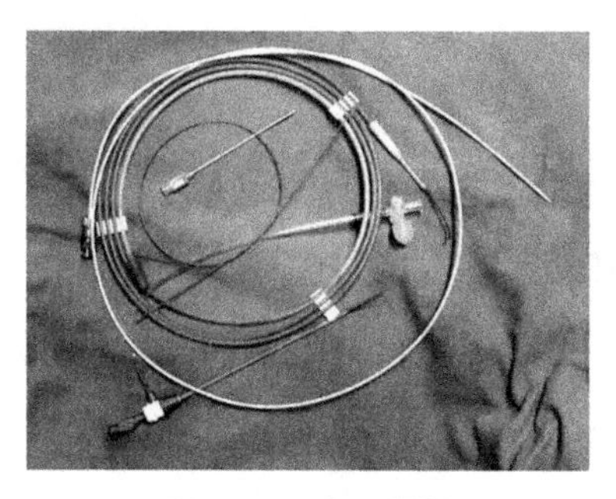

图 1-13　常用器械

五、操作方法

(1)腹股沟区常规消毒铺巾,1%利多卡因局部麻醉。

(2)肝素生理盐水冲洗穿刺针及动脉鞘,将动脉鞘芯置入动脉鞘。

(3)选股动脉搏动最明显处穿刺,穿刺成 45°进针,穿入血管。

(4)经穿刺针置入导丝。

(5)退出穿刺针,保留导丝于血管腔内。

(6)将血管鞘顺导丝推送入血管腔内。

(7)退出导丝,血管鞘回抽有血,然后注入肝素生理盐水。

六、注意事项

(1)血管鞘芯置入血管鞘时需听到“啪嗒”的卡入声,表明血管鞘芯完全插入血管鞘,如果血管鞘芯未完全插入血管鞘,则插入时可能损伤了血管。

(2)退出穿刺针,导丝保留于血管腔内时,注意指头需压迫穿刺部位,防止出血,引起血肿。

(3)穿刺血管后,针尾须有动脉血喷射而出,如果无回血或回血不畅,则表明穿刺可能进入血管夹层或穿透血管,这时不可置入导丝,须调整穿刺针位置。

(4)导丝进入血管,应非常顺畅,如果导丝插入有阻力,提示导丝可能进入夹层或前方血管闭塞,不可采用暴力,否则可能损伤血管内膜,甚至捅破血管,应在

X 线透视下轻柔调整导丝。

(5)血管鞘必须在导丝的引导下送入。

第七节　胆道内镜技术

一、经内镜逆行胰胆管造影及内镜下十二指肠乳头括约肌切开术

(一)经内镜逆行胰胆管造影

经内镜逆行胰胆管造影(endoscopic retrograde cholangio pancreatography，ERCP)是将十二指肠镜插至十二指肠降部，找到十二指肠乳头，经内镜活检孔道插入一造影导管，进入乳头开口部胆管或胰管内，注入造影剂，作 X 线胰胆管造影。

1.适应证

(1)原因不明的梗阻性黄疸，尤其是顺行胆道造影不显影者。

(2)疑有胆石症者。

(3)胆囊或胆道术后综合征。

(4)肝胆、胰腺恶性肿瘤。

(5)疑有慢性胰腺炎、胰腺囊肿、胆源性胰腺炎。

(6)X 线或内镜检查疑有来自胃或十二指肠肠外压迫。

(7)有症状的十二指肠乳头旁憩室。

(8)有上腹症状，但常规检查未能证实有胃、十二指肠、肝脏病变而疑有胆道、胰腺疾病。

2.禁忌证

(1)有消化道梗阻内镜不能进入者。

(2)碘过敏者。

(3)严重心、肺功能不全者。

(4)胆总管-空肠 Roux-en-Y 式吻合术后。

(5)食管静脉中、重度曲张者。

3.术前准备及检查方法

(1)器械物品：十二指肠镜、主机、造影导管、切开刀、导丝、咬口器等。

(2)造影剂:造影剂的浓度不宜太高,以30%~50%泛影葡胺或25%泛影钠为宜。浓度太高往往会将结石负影遮蔽而致假阴性;术前预热造影剂至37 ℃可减少对胰管的刺激。

(3)患者准备:①做好解释工作以取得患者配合。②检查前检查血常规、出凝血时间、尿淀粉酶。老年患者还应行心电图及心、肺功能检查。③造影前行碘过敏试验。④术前禁食6小时以上。⑤术前20~30分钟肌内注射哌替啶50 mg,山莨菪碱10 mg,阿托品0.5 mg。⑥咽部麻醉,盐酸丁卡因胶浆1~2支。

(4)检查方法包括以下内容。①体位:多用左侧或俯卧位于电视透视检查台上。②插镜方法:临床上仅在行ERCP时常规使用侧视内镜,侧视内镜的视野与内镜纵轴垂直,新型内镜头侧方向视角较大,易对乳头部进行观察和插管。沿口腔通过咽部、食管、贲门、胃、幽门进入十二指肠降段,找到十二指肠乳头,行乳头选择性插管。③插管:乳头开口形态不一,常有绒毛型、颗粒型、裂口型、纵口型、单孔硬化型5种。如果需要同时显示胰管和胆管,则插管不要太深,推入造影剂可同时显示胰管、胆管。④造影摄片:正常情况下,充满胰管只需2~5 mL,胆管充满只需10~20 mL,充满胆囊则需要50~80 mL。在有胰腺囊肿或胆管扩张等情况时,造影剂用量可超过此量,上述情况下造影剂以完整显示胰管和胆管为度:造影剂如在胰管内排空时间超过15~30分钟,胆管内超过30~60分钟提示胰管、胆管存在梗阻。

(二)内镜下十二指肠乳头括约肌切开术

内镜下十二指肠乳头括约肌切开术(endoscopic sphincterotomy,EST)是在ERCP基础上行乳头切开以满足各种治疗需要的一种术式。常用于治疗胆管结石及胆管下端狭窄等。

1.适应证

(1)胆管结石包括原发性胆管结石、胆管残余结石、复发性及继发性胆管结石等。

(2)胆囊结石有以下情况时可选择EST治疗:①胆囊结石合并胆管结石,EST取石后择期行腹腔镜胆囊切除;②反复发作胆绞痛和胆囊炎,胆管内虽无结石,但胆管扩张且有胆管下端狭窄者;③胆囊结石合并反复发作的胰腺炎。

(3)胆管下段良性狭窄。

(4)胆道蛔虫病。

(5)胆肠吻合术后胆管盲端综合征。

(6)急性梗阻性化脓性胆管炎。

(7)胆源性胰腺炎。

(8)壶腹部周围肿瘤。

(9)Oddi括约肌功能障碍。

2.禁忌证

(1)患者全身情况极差,不能耐受内镜检查,包括心、脑、肝、肾、肺功能严重衰竭。

(2)食管、幽门或十二指肠球部狭窄,十二指肠镜无法通过者。

(3)严重凝血功能障碍及出血性疾病者。

(4)胆管下端良性或恶性狭窄,其狭窄段经ERCP诊断超出十二指肠壁段很长,EST达不到治疗目的者。

3.术前准备及检查方法

EST术前准备及检查方法同ERCP,ERCP完成后根据病情行EST。EST常用方法有3种。

(1)插管切开术:指使用普通乳头切开刀进行乳头选择性胆管、胰管插管成功后退刀至行乳头切开的方法。

(2)导线切开术:目前临床应用最多、成功率最高的方法,即在导丝引导下插入切开刀,退刀至乳头行乳头切开。

(3)乳头剖开术:常用于前两种方法插管不成功者,多用针形切开刀在乳头上壁行“预备切开”,有利于成功的选择性插管。

(三)ERCP及EST术后处理

(1)术后暂禁食,并于术后2小时及次日晨查血和尿淀粉酶。淀粉酶正常者可进低脂半流;如淀粉酶升高,同时有中上腹疼痛应按急性胰腺炎处理。

(2)胆道疾病患者如术后出现黄疸、发热、上腹痛等症状,应按急性胆管炎处理。必要时行手术处理,X线显示有胆管梗阻者,为预防术后胆道感染,可在ERCP后放置鼻胆管引流。

(3)对每例造影后的患者都应于次日检查血常规,如白细胞计数升高,应及早使用抗生素。

(四)ERCP及EST常见的并发症及防治

1.注射性胰腺炎

多发生在胰管显影的病例或原有胰腺炎、胰腺癌显影者,预防措施有以下几条。

(1)注意造影剂注入的速度、压力和剂量,主胰管和大分支显影便可停止注药。

(2)避免胰管反复显影,对胰腺囊肿不应要求造影剂充满囊腔。

(3)造影发现胰管有梗阻者,可在造影后放置鼻胰管。

2.化脓性胆管炎

多发生在有胆管梗阻的患者,预防措施有以下几条。

(1)造影剂加入抗生素。

(2)胆管梗阻严重不应刻意显示梗阻以上部位的全部胆管。

(3)ERCP 发现有梗阻后应在梗阻以上放置鼻胆管。

(4)术后应用抗生素。

(5)术后注意排空情况,如造影剂滞留 2 小时仍未排空应采取有效的措施。一旦发生感染,最重要的是引流,有条件者首选经皮经肝胆管引流术(percutaneous transhepatic cholangeal drainage,PTCD),又称置管引流术,胆管下端梗阻或结石嵌顿可行 EST。必要时及早手术治疗。

3.胰腺假性囊肿化脓性感染

其死亡率高达 20%,是 ERCP 最严重的并发症之一。预防措施同注射性胰腺炎。遇此种情况应行超声引导下囊肿穿刺置管引流或手术治疗。

4.败血症

ERCP 后严重的胆管和胰腺感染,常发生在 ERCP 术后 72 小时内。ERCP 术前和术后预防性的应用抗生素及充分引流有梗阻的胆管和胰管,是预防败血症的关键。

5.操作不慎引起的并发症

(1)穿孔:常发生在下述情况中。①十二指肠溃疡操作中过度充气或内镜机械损伤;②十二指肠恶性肿瘤:因肿瘤浸润、压迫造成肠壁僵硬、管腔狭窄;③憩室穿孔:憩室肠壁是薄弱部分,插管时如出现强烈恶心、呕吐,插入的导管可能将肠壁穿破,为防止肠穿孔的发生,对十二指肠球部溃疡及球后活动性溃疡及十二指肠降部肿瘤应特别小心,如操作有困难则不应强求。

(2)出血:多见于肝功能差、凝血功能不全、行乳头切开时及乳头切开方向不正确等,易导致乳头切开处出血,术前尽量纠正凝血功能及正确的乳头切开方向是防止乳头切开后出血的有效措施。

(3)胰腺假性囊肿破裂:多由推注时压力太大,速度过快,使囊肿过度充盈所致。因此注射药物过程中速度及压力不宜过大。

(4)食管静脉曲张破裂出血、食管贲门撕裂出血:多发生在恶心、呕吐剧烈者。对重度食管静脉曲张者最好不做ERCP。恶心、呕吐剧烈者可加大镇静剂用量。

6.药物不良反应引起的并发症

药物不良反应引起的并发症包括碘变态反应、镇静剂和解痉药过量引起的反应,对肝功能不良者用药要注意。

7.心血管并发症

可出现心律失常、心搏骤停等并发症。故对原有心脏病的患者术前应充分评估,并做好术中抢救准备。

二、胆道镜

胆道镜目前主要分为术前胆道镜即经皮经肝胆道镜检、术中胆道镜检及术后胆道镜检3类。

(一)术前胆道镜检

即经皮经肝胆道镜检(percutaneous transhepatic choledochoscopy,PTCS)。

1.适应证

需取出肝内胆管结石,肝内胆管狭窄需明确病因或拟置肝内胆管引流者。

2.禁忌证

有下列情形者不宜行PTCS检查。

(1)严重肝肾功能障碍,有大量腹水和全身衰竭者。

(2)有碘过敏,碘过敏试验阳性不能行碘造影者。

(3)有凝血功能障碍者。

3.术前准备

(1)PTCD术前作碘过敏试验,查凝血酶原时间和出凝血时间。

(2)有胆管炎症状者,PTCD术前3天酌情应用抗生素,有黄疸者术前3天开始应用维生素K。

(3)PTCD检查当天早晨禁食、禁饮。

(4)准备PTCD专用套装设备。

(5)准备扩张导管。

(6)PTCS术前应检查纤维胆道镜、冷光源及其他附属器械性能是否正常。

4.检查方法

拟行PTCS检查时,应于检查前3周先行经皮经肝胆管穿刺造影术(percutaneous transhepatic cholangiography，PTC)和 PTCD。而后反复扩张 PTCD 瘘管，直至能经瘘管将胆道镜放入胆道为止。

(二)术中胆道镜检

临床资料表明，术中胆道镜检查和取石能降低胆石残留率，经传统方法取完结石后再行纤维镜检查发现仍有结石者占 10%。

1.适应证

(1)胆道病变不明，疑有肿瘤存在者。

(2)疑有结石遗漏，尤其是继发性胆道结石遗漏者。

(3)胆管下端或肝内胆管主要分支开口狭窄，亦可考虑用胆道镜直接观察，比盲目使用扩张器更为安全、可靠。

2.禁忌证

胆道过于狭窄，胆道镜不能通过者。

3.术前准备

(1)术前应详细询问病史，查看胆道影像学资料，了解胆道病变性质、部位和范围。

(2)胆道镜消毒、灭菌。

4.检查方法

术中胆道镜检查可用胆管切口和肝断面胆管入路。术者穿手术衣，右手戴双层无菌手套站于患者右侧，手术野加铺消毒无菌单。经胆管切口或胆囊管置入胆道镜，先检查胆管下端，观察有无狭窄、结石、新生物等。然后再依次检查左肝内胆管，右肝内胆管。观察胆管有无炎症、溃疡、出血、息肉、狭窄和结石。

(三)术后胆道镜

术后胆道镜主要用于胆管探查术后保留 T 管引流者，包括肝叶切除肝胆管引流、胆管空肠吻合、空肠盲袢造瘘者，是目前应用最多的胆道镜技术。

1.适应证

(1)胆道引流术后已知或可疑有结石残留者，如术后出现寒战、高热、黄疸等急性梗阻性化脓性胆管炎症状，只要 T 管引流瘘管已成熟则应及时行胆道镜取石、疏通，而不宜单纯用胆道冲洗。

(2)术中、术后疑胆道肿瘤而未获病理证实者，能准确采取标本进行病理检查、定向引流、放疗或局部化疗。

(3)胆道和胆肠吻合口狭窄，借助胆道镜直接或用气囊扩张，狭窄上方梗阻性胆管炎经选择性置管引流等措施治疗。

(4)胆道出血时胆镜下定位、电凝或局部用药止血。

(5)胆道蛔虫或缝合线结等异物经胆镜清除。

2.禁忌证

(1)手术时间低于2周者。

(2)凝血功能极差,有严重出血倾向者。

3.术前准备

(1)术前先胆道造影,借此了解术后胆道有无残留病变及病变部位和范围。

(2)胆道镜导像束部分和活检钳、取石篮等附件用2%戊二醛溶液浸泡消毒备用。

(3)500～2 000 mL生理盐水,天气寒冷时,灌注胆道生理盐水应适当加温,温度以接近人体温度为宜。

(4)应在术后4周后再行胆道镜检查为宜。如残石较大应在8～12周后进行。

4.操作方法

患者平卧于特制检查床,瘘管外口局部常规消毒、铺无菌洞巾,术者戴无菌手套,拔除胆道引流管。将胆道镜经胆道造瘘口置入胆管。观察和处理胆道病变的原则同术中胆道镜检查。处理较多的残留结石,可在数天内多次应用胆道镜分次取出残石。较大残石直接取石困难者可用碎石设备先行碎石后再取石。

5.PTCS检查的并发症

(1)胆汁瘘与胆汁性腹膜炎:在行胆道瘘管扩张时如果操作不当,可能因瘘管破裂造成胆汁漏、胆汁性腹膜炎。为避免此种并发症的发生,应采用逐步扩张瘘管的方法。另外,PTCS检查套取结石时,如果结石直径大于瘘管直径,强行将结石拉出体外,也可造成瘘管破裂。遇到此种情况,应先经胆镜碎石,再将碎后的胆石取出。

(2)发热:当胆道远端有结石或癌性梗阻时,PTCS检查可造成胆道高压,使本已感染的胆道内容物进入血液循环,术后可出现发热或胆管炎的症状。因此,检查时除按胆管下端→肝外胆管→肝内胆管各分支的顺序检查外,还应按先解除梗阻再进行检查的原则进行。如果生理盐水灌入胆道,患者感觉肝区疼痛,此时在控制生理盐水滴入速度和滴入量的同时,胆道镜应迅速进入远端胆管,若有嵌顿结石应立即松解或取出。若为癌性梗阻应在迅速钳取活体组织标本后,终止检查并置管引流。

6.术后胆道镜检查的并发症

(1)胆汁性腹膜炎:胆汁性腹膜炎是术后胆道镜检查的严重并发症,由于T管或U型管瘘管在游离腹腔段较长,胆道镜检查时如果不循腔进镜或瘘管直径小,操作又粗暴很可能造成瘘管破裂。其次和PTCS检查一样,若结石较大欲强行取出,则可能造成胆管和瘘管交接处破裂。

(2)胆道出血:多见于胆道残石导致胆管壁严重充血、水肿的病例,也见于瘘管壁损伤的病例。此种出血一般量小,多可自行止血。出血量稍大时局部应用止血药也能达到止血的目的。

(3)发热:部分病例可出现术后短暂的发热。一般持续数小时,体温可在37～39 ℃。此时应全身应用抗生素。发热的原因、预防方法与PTCS检查后发热一致(见PTCS检查的并发症)。

第八节 胆道造影术

一、术后胆道造影术

术后经T管造影的目的是为了了解胆道术后胆管内有无残余结石、胆管狭窄、胆道内引流是否通畅等,并根据检查结果决定拔管或继续带管及是否需要进一步治疗。

(一)适应证

术后凡带有T管的患者无论其原发病变及手术情况如何,拔管前均应常规行T管造影检查。

(二)禁忌证

患者有高热、黄疸及腹痛症状时,说明有胆道感染存在,应暂缓此项检查。

(三)造影前准备

一般患者无需做特殊准备。过去有高度过敏史者术前应做碘过敏皮试。

1.造影剂

通常采用20%～30%泛影葡胺或胆影葡胺。目前多采用非离子型造影剂,如优维显、碘海醇以减少变态反应的发生。

2.其他

消毒剂、20 mL 或 50 mL 注射器、生理盐水 100 mL、引流袋、止血钳，操作者按无菌操作要求洗手及穿戴口罩、帽子、手套等。

(四)操作方法

患者取头低 30°，仰卧于 X 线检查台上，消毒后用生理盐水冲洗 T 型管，排除管内空气，然后向管腔内缓慢注入浓度 20%～30%的含碘造影剂约 20 mL，并通过 X 线荧光屏观察胆道充盈情况，若胆道充盈不佳应调整体位及造影剂的用量使其能达到良好的充盈程度。术后尽量抽取 T 管内造影剂并常规开放T 管 24～48 小时，使胆管内残留造影剂充分引流以预防胆管炎的发生与扩散。

(五)常见并发症及相应处理方法

1.发热

若造影后出现寒战、高热及腹痛，多由胆道残余感染所致，少数是由于造影时消毒不严导致的逆行感染。为防止该并发症的发生，应当注意以下几点：①胆道感染尚未控制者，不宜行胆道造影；②造影前要用生理盐水冲洗胆道，以防止引流管内容物随同造影剂逆行注入肝内胆管；③注射造影剂时速度不宜过快，压力不可过高，数量不可过大；④造影后应尽量抽出造影剂并开放引流管 1～2 天。

2.右上腹不适、胀痛

造影过程中出现右上腹不适、胀痛可能与注射过程中造影剂浓度过高、注射过快、注射造影剂过凉使胆管黏膜受刺激及胆道远端欠通畅、胆道内压升高有关。为避免上述情况的发生，推注造影剂过程中应注意药物浓度、速度、温度及压力。

3.虚脱

多由低血糖、造影时精神紧张及造影剂刺激所致。此时应嘱患者平卧休息，多能较快恢复，但应排除碘变态反应。

4.碘变态反应

造影剂注入后部分可被胆道及胃肠黏膜吸收，碘过敏者可出现恶心、呕吐、心慌、荨麻疹、喉头紧缩感甚至发生过敏性休克。因此有药物过敏史者应在造影前做碘过敏试验。明确为过敏性休克时按过敏性休克进行抢救处理。

5.造影后胰腺炎

极少数患者造影后可诱发急性胰腺炎，其原因是注药过快、压力过高，药物刺激引起 Oddi 括约肌痉挛和(或)造影剂连同胆汁进入胰管。因此，应控制好造影剂的浓度和推注药物时的压力及速度以减少该并发症的发生。

二、PTC 和 PTCD

PTC 指经皮肤肝穿刺胆道造影。PTCD 指在经皮肤肝穿刺胆道造影基础上行胆道引流。

(一)适应证

(1)原因不明的梗阻性黄疸。

(2)胆管肿瘤需了解病变部位及范围。

(3)肝内胆管结石伴梗阻性黄疸。

(4)胆道多次手术后,仍有胆道梗阻症状。

(5)先天性胆道狭窄、闭塞或其他畸形。

(6)未能确立的肝内或肝外胆管内、外胆瘘等。

(7)重症急性胆管炎,患者病情危笃,如有意识障碍、肾功能不全、严重休克等情况,不能耐受手术,可于床旁直接行 PTCD 胆道减压。

(8)由晚期胆道系统癌瘤引起的梗阻性黄疸,可作姑息性引流,有利于提高患者的生活质量。

(二)禁忌证

(1)凝血机制障碍者。

(2)碘过敏者。

(3)大量腹水者。

(4)年龄过大、全身衰竭又不准备进行手术的患者。

(三)术前准备

1.患者准备

(1)造影前 1 天晚应予以清洁灌肠。

(2)造影前 1 小时给予镇静剂。

(3)术前 6 小时禁食。

(4)造影前先行腹部透视,观察膈下有无充气的肠管,以免误伤。

(5)造影前做碘剂过敏试验。

(6)应作凝血酶原、出血时间、血小板的测定;若凝血酶原时间过长,经注射维生素 K 治疗效果不佳者,不允许作此种检查。

2.器械准备

准备消毒包,三通接头,加长导管,局部麻醉药 1%利多卡因,造影剂,生理盐水，缝合包，收集胆汁的无菌瓶，剪刀等常用器械。目前可用各大公司生产的PTCD专用套装器械，方便实用。

(四)操作步骤

(1)患者仰卧位于电视透视检查台上，在透视下确定穿刺点，选在肋膈角下第7～10肋间的腋中线上。穿刺点应尽量靠近头侧，但不要越过肋膈角。

(2)消毒皮肤后作穿刺点的局部浸润麻醉及一个0.2～0.3 cm皮肤小切口。

(3)选用15 cm长的22号或23号细针，嘱患者于平静呼吸状态下暂停呼吸，将穿刺针平行于检查台面，经先前定位的肋间切口迅速向剑突方向刺入，直达脊柱右侧缘2 cm处。拔出针芯后，缓慢进针时，徐徐注入少量造影剂，一旦造影剂进入胆道，即固定穿刺针。

(4)在透视下，缓慢注入造影剂，用量可根据胆道有无扩张及扩张程度而定。一般注入30%～50%泛影葡胺20～40 mL为宜。至肝内、外胆道全部充盈满意后，即可在不同位置摄正位和水平右侧位片(图1-14)。

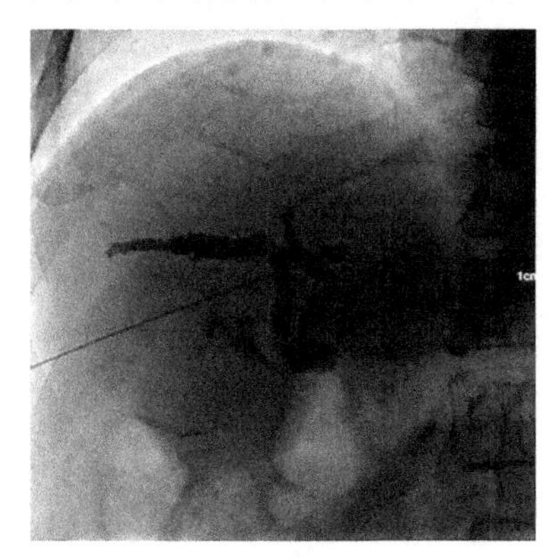

图 1-14 PTC **穿刺造影成功**

(5)造影结束后，应尽量将胆管内的造影剂抽吸出来，以减少对胆道黏膜的刺激。

(6)在透视下经穿刺针插入导丝，如导丝所在部位适合引流，则保留导丝退出穿刺针，沿导丝插入扩张管扩张通道后，将多侧孔引流导管插入适当部位，并妥善固定(图1-5)。

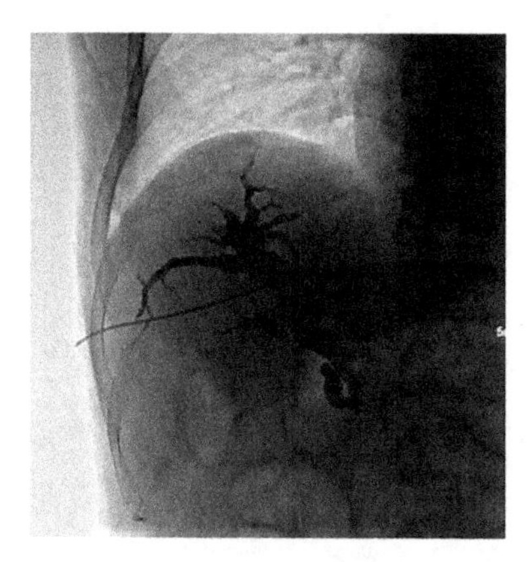

图 1-15 PTCD 引流管放置成功

(五)常见并发症及相应处理方法

1.胆汁漏与胆汁性腹膜炎

漏出部位有肝表面针道和肝外胆道漏两种,严重者可致弥漫性胆汁性腹膜炎,术前充分准备,选择好最佳穿刺部位,尽量选择细穿刺针穿刺,避免在同一部位反复穿刺是防止胆漏的关键。

2.腹腔内出血和胆道出血

腹腔内出血多由反复穿刺和穿刺过程中过度呼气致穿刺针损伤血管所致,胆道内出血可能与穿刺针道形成胆管血管瘘有关,为防止出血,对肝脏功能损害及凝血功能障碍患者术前应尽量纠正,避免反复多次穿刺,术后宜卧床 12 小时,密切观察腹部情况。若患者出现腹痛、腹胀、血压下降、脉搏细弱,应考虑内出血的可能,必要时行诊断性穿刺明确诊断。

3.胆管炎与败血症

PTCD 术后,胆管炎表现为检查后 4 小时内骤起畏寒、高热、黄疸加深、右上腹痛、白细胞计数升高,严重者可发生化脓性胆管炎甚至败血症,为预防术后感染发生,术前常规应用抗生素,术中造影剂推注压力不宜过高,可降低感染发生率。

4.气胸

术后患者出现呼吸困难、血氧饱和度下降,多因术中穿刺点过高,刺伤胸膜腔与肺组织,故术前应透视避开肋膈角,术中减少呼吸动度,则可避免气胸的发生。

(六)引流管的管理

1.防止导管堵塞

术后应每天应用含0.1%卡那霉素的生理盐水冲洗引流管1～2次,以保持导管引流通畅,防止引流管被胆石、黏液或血块阻塞。导管管腔不通畅或导管变质打折时,应及时在导丝引导下更换导管。

2.胆汁漏出的防治

PTCD后胆汁漏出机会较PTC多,多由引流导管脱出或由于穿刺孔太大所致。有时拔管太早也可发生胆汁漏出。梗阻性黄疸时淤疸的肝脏经胆管引流后,肝脏缩小常致固定不牢,易导致引流管脱落,因此引流5～7天后宜重复胆道造影,必要时借助导丝将导管位置进行调整或重插。

第九节　电子结肠镜下息肉切除术

一、解剖学基础

肠道息肉好发部位为结直肠,包括盲肠、升结肠、横结肠、降结肠、乙状结肠及直肠,全长为120～200 cm,其中升结肠、降结肠为腹膜间位器官,位置相对固定,横结肠、乙状结肠为腹膜内器官,活动度大,直肠下段腹膜返折以下位置最为固定。肠壁由内至外分为黏膜层、黏膜肌层、黏膜下层、肌层及浆膜层(图1-16)。

二、应用范围

结直肠息肉、腺瘤及其他局限于黏膜下层内的病变,部分达肌层但未侵及浆膜的病变。

三、常用器械

高清电子结肠镜、高频电发生装置(电刀)、热活检钳、圈套器、黏膜下注射针、留置圈套器及金属夹、息肉回收装置等(图1-17,图1-18)。

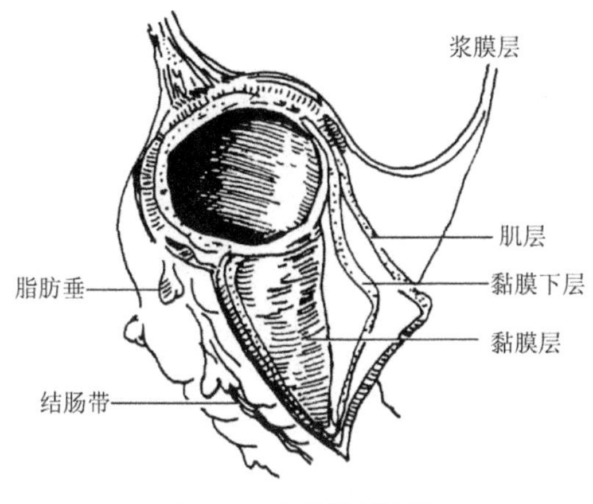

图 1-16　结肠解剖结构

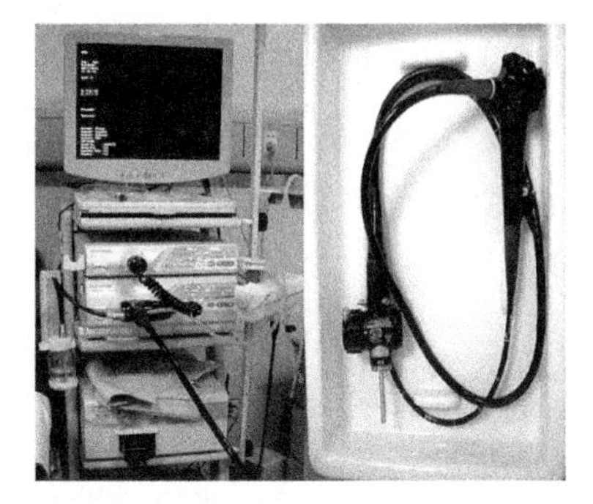

图 1-17　高清电子内镜及工作站

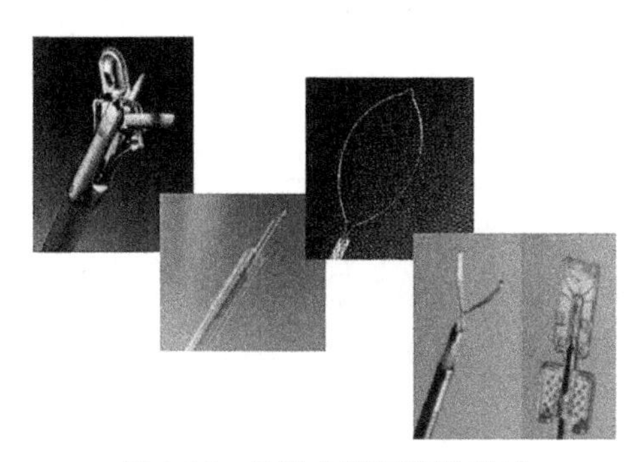

图 1-18　各种内镜下常用器械

四、操作方法

(一)术前准备

完善凝血功能等检查,进行术前评估,签署手术同意书。术前 1 天内需仅进食液体饮食如牛奶等,部分排便困难的患者可适度使用缓泻药物。术前 4～6 小时口服 PEG、磷酸钠盐溶液等肠道清洁剂。

(二)手术操作

1.＜0.5 cm 的病灶

直接用活检钳钳除、圈套器勒除或热活检钳钳夹牵拉后电凝切除。

2.0.5～2 cm 的病灶

内镜下仔细观察并确定病灶边缘,用注射针在病灶黏膜下分点注射 1∶100 000肾上腺素盐水,使之与黏膜下层分离并明显抬举,然后圈套、切除病灶,创面用金属夹封闭。

3.>2 cm,无法一次性完全切除的病灶

黏膜下注射抬举病灶,然后分片圈套、切除病灶。

(三)术后处理

稀软饮食1周,观察有无下消化道出血(大量便血、失血性贫血、休克)及肠道穿孔(难以缓解的腹痛、肝浊音界消失、腹部立卧位片示膈下游离气体)。

五、操作要点及注意事项

(1)术前严格清洁肠道,操作前仔细观察病灶位置、大小,并保持内镜自然伸直。

(2)注意保护肌层,肌层完整则穿孔的概率极低,若损及肌层,需立即用金属夹封闭。

六、并发症及相应处理方法

(一)消化道出血

消化道血供集中于黏膜下层,术中、术后有约6%的概率出现出血,多出现在24小时内,但部分延迟性出血可能发生在48~72小时。绝大部分出血可以在内镜下经电凝、金属夹封闭等紧急处理后停止,只有极少数的病例需外科手术。

(二)肠道穿孔

大部分微小穿孔经夹闭处理后可以自愈,仅需腹壁穿刺排出腹内气体;若穿孔较大,无法封闭、经处理后无法自愈者或有急腹症者需外科手术治疗。

第十节　直肠指检及肛镜检查技术

一、检查体位

患者体位对于直肠、肛管疾病的检查至关重要,体位不当可能引起疼痛或遗留疾病,应根据患者的身体情况和检查目的选择不同的体位。直肠、肛管检查常用体位包括左侧卧位、膝胸位、截石位、蹲位、弯腰前俯位(图1-19)。

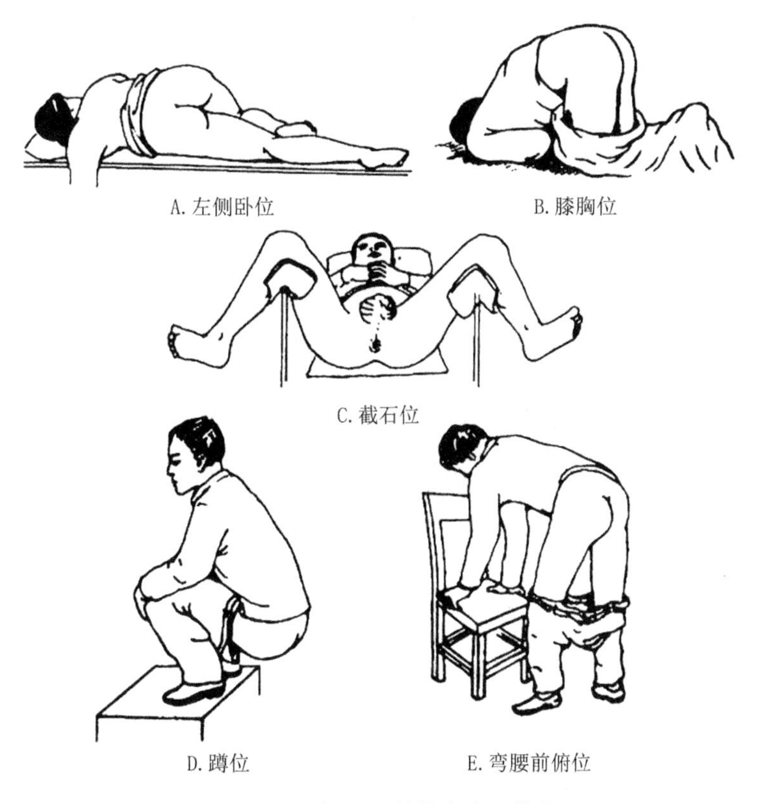

图 1-19 直肠、肛管检查常用体位

(一)左侧卧位

患者向左侧卧位,左下肢略屈,右下肢屈曲贴近腹部,是直肠指诊、结肠镜检查常用的体位。

(二)膝胸位

患者双膝跪于检查床上,头颈部及胸部垫枕,双前臂屈曲于胸前,臀部抬高。膝胸位是检查直肠、肛管的常用体位,肛门部显露清楚,肛镜与硬式乙状结肠镜插入方便。

(三)截石位

患者仰卧于专门的检查床上,双下肢抬高并外展,屈髋屈膝,是直肠、肛管手术常用体位。

(四)蹲位

取下蹲排便姿势,用于检查内痔、脱肛和直肠息肉等。蹲位时直肠、肛管承受压力最大,可使直肠下降 1～2 cm,因而可见到内痔和脱肛最严重的情况。

(五)弯腰前俯位

双下肢略分开站立,身体前倾,双手扶于支撑物上,该方法是肛门视诊最常见的体位。

二、检查所需器材

手套、润滑剂(液体石蜡、肥皂水、凡士林等)、肛门镜(图 1-20)。

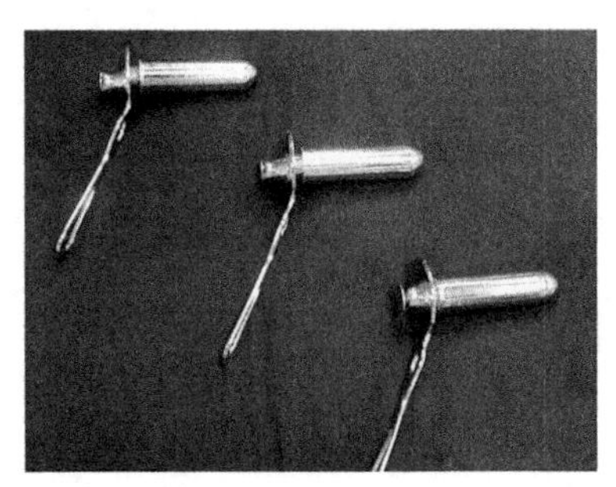

图 1-20 **肛门镜**

三、肛门视诊

在进行直肠指检之前常规行肛门视诊,常采用弯腰前俯位、左侧卧位、膝胸位等。用双手拇指或示、中、环三指分开臀沟,观察肛周有无红肿、血液、脓液、黏液、粪便、瘘口、外痔、疣状物、溃疡、肿块及脱垂。以便分析判断病变性质(图 1-21)。

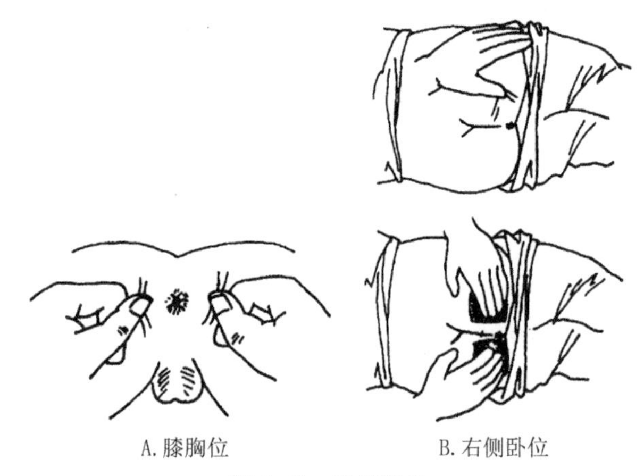

A. 膝胸位　　B. 右侧卧位

图 1-21 **肛门视诊**

四、直肠指检操作方法

(1)检查者右手示指戴指套,涂润滑剂,先检查肛门缘周围皮肤,有无肿块、压痛等。

(2)右手示指轻轻按摩肛缘,同时嘱患者做深呼吸以减轻腹压,使括约肌松弛。

(3)将手指缓慢插入肛门(不可以指尖直接插入肛门,以免发生疼痛和肛门括约肌收紧),首先感受括约肌的紧张度,进而在肛门中旋转手指,注意直肠各侧壁有无触痛、黏膜是否光滑,有无肿块及波动感。男性还可以触诊前列腺,女性则可以检查宫颈、子宫、卵巢等(图 1-22,图 1-23)。

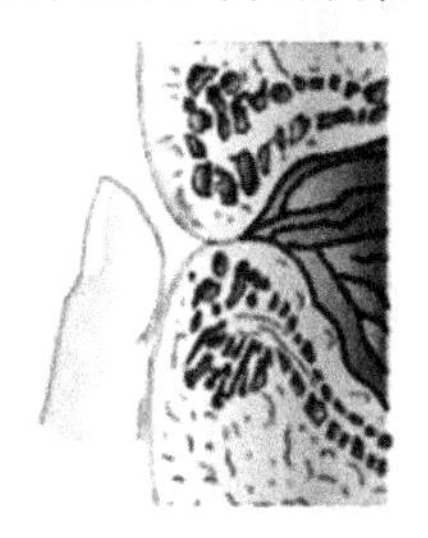
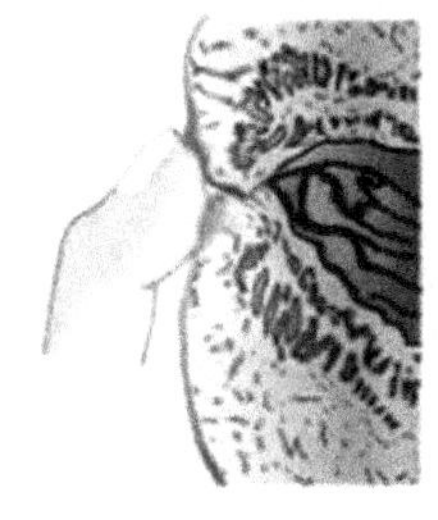
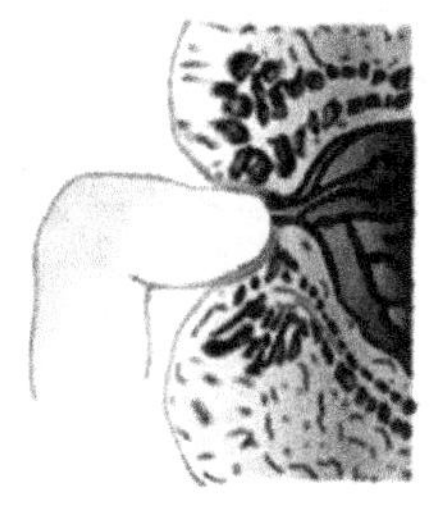

图 1-22 直肠指检的正确手法

(4)退出手指后注意指套有无黏液、脓液和血液。

五、肛门镜检查操作方法

(1)检查肛门镜表面是否光滑,有无毛刺等。

(2)肛门镜尖端涂上润滑剂,右手持肛门镜并用拇指顶住芯子。

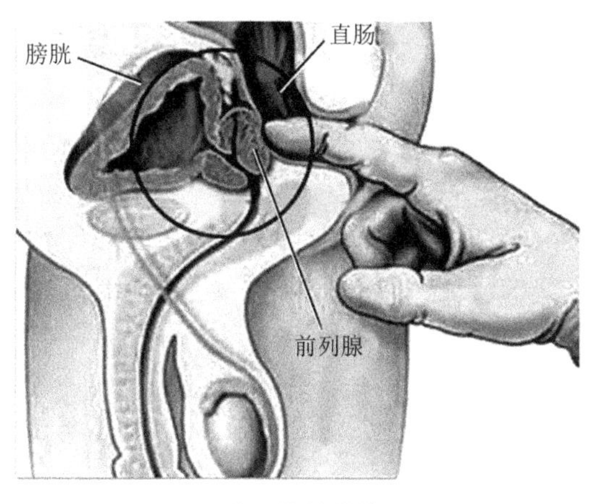

图 1-23 直肠指检的体位和手法

(3)用左手拇指、示指将右臀拉开,显示肛门口,用肛门镜头部按摩肛缘,使括约肌放松。

(4)先朝肚脐方向缓慢插入,当通过肛管后改向骶凹,将肛门镜全部推入。

(5)将芯子取出,取出后要注意芯子上有无血渍、脓液等。

(6)调好灯光,缓慢退出,边退边观察,注意黏膜颜色,有无溃疡、出血、息肉、肿瘤及异物,在齿线处注意有无内痔、肛乳头和肛隐窝有无炎症等。

六、直肠指检和肛门镜检的注意事项

(1)直肠指检之前必须进行肛门视诊。

(2)如患者身体可耐受,通常选用方便并且可充分暴露肛门的肘膝位。

(3)肛门指检手指进入肛门时动作应轻柔,不可以指尖直接插入肛门,以免发生疼痛和肛门括约肌收紧。

(4)直肠指检应注意肛门括约肌的紧张度,肛门括约肌过度紧张见于肛裂及感染;肛门括约肌过度松弛,见于恶病质及神经疾病患者。

(5)直肠指检可触及直肠息肉、直肠癌、肛瘘、肛周脓肿,应注意区别。直肠息肉触诊为柔软、光滑而有弹性的肿物,若带蒂可自由活动;直肠癌为坚硬、凹凸不平的包块;肛瘘可扪及条索状物或瘘内口小结节;肛门、直肠周围脓肿有触痛伴有波动感。

(6)根据检查的具体要求,必要时行双合诊检查。

(7)触诊后手套表面带有黏液、脓液或血液,说明有炎症或伴有组织破坏,必要时应取其涂片镜检或作细菌学检查,以辅助诊断。

(8)肛门镜检应在肛门视诊和直肠指检之后,如果患者有局部炎症、肛裂、妇女月经期或指检时患者已感到剧痛难耐,应暂缓肛门镜检查。

(9)肛门镜主要用于低位直肠病变和肛门疾病检查,能了解低位直肠癌、痔、肛瘘等疾病的情况。

(10)肛门周围病变的记录应使用时钟定位记录,并注明被检查者的体位。

第十一节　甲状腺穿刺术

一、甲状腺细针穿刺细胞学检查

甲状腺细针穿刺细胞学检查是甲状腺肿大及甲状腺结节性疾病的常规检查方法,通过该项检查可以明确甲状腺疾病的病理性质,指导临床治疗,甲状腺囊性病变及某些良性结节还可通过穿刺或加硬化进行治疗。

（一）适应证

1.弥漫性甲状腺疾病伴甲状腺肿大

（1）桥本甲状腺炎。

（2）亚急性甲状腺炎。

（3）甲状腺功能亢进症。

（4）甲状腺肿。

2.甲状腺结节

（1）单发或多发甲状腺腺瘤或结节。

（2）甲状腺恶性肿瘤。

（3）化脓性甲状腺炎。

（4）甲状旁腺腺瘤。

3.甲状腺囊性病变

（1）单纯性甲状腺囊肿。

（2）混合性甲状腺囊肿。

（3）甲状舌骨管囊肿。

（4）甲状旁腺囊肿。

（二）禁忌证

有出血倾向者。

（三）术前准备

（1）认真评估患者全身状况及甲状腺病变性质，必要时行甲状腺 B 超及同位素显像等检查。

（2）常规行出凝血时间测定。

（3）20 mL 玻璃空针及 21G 针头。

（4）载玻片。

（四）操作过程

（1）患者平卧，垫高颈部，充分暴露甲状腺。

（2）75％乙醇消毒 2 次。

（3）术者左手示指和中指固定穿刺侧甲状腺或甲状腺结节，右手持空针，针筒内留 5～7 mL 空气。

（4）穿刺针经皮快速刺入甲状腺内（或结节内），空针抽 2～10 mL 负压，然后在不同方向来回刺 2～3 次。

(5)迅速消除负压,拔出针头。

(6)将吸出物打在载玻片上,均匀推开涂片。

(7)穿刺局部棉球压迫 10 分钟。

(8)涂片待干后用 95%乙醇固定或干燥固定后送检。

(9)如为甲状腺囊性病变,则将穿刺针置结节中央固定,缓慢抽吸直至吸尽囊液。

(五)并发症及处理

(1)皮下或包膜下出血形成血肿发生率很低,一般不严重。多由压迫不及时或压迫部位不准确引起。可在数天内消退,不需特殊处理。

(2)局部不适或疼痛:少数患者在穿刺后可出现局部轻度疼痛或不适,疼痛可向耳后及颌下放射,一般不需处理。如疼痛较明显可用一般止痛药物及安定等。

(3)气管损伤:可引起咳嗽或咳血,嘱患者安静休息,避免紧张。

(六)注意事项

(1)操作者站于患者头侧易于操作,穿刺方向通常由上极向下极穿刺,但甲状腺或结节较大者可任意方向穿刺,但应避开气管和大血管。

(2)甲状腺细针穿刺一般不需麻醉。

(3)穿刺空针以玻璃空针较好,因针筒和针栓之间的摩擦较小,可有效消除负压,以免将吸出物吸入针筒内。

(4)甲状腺穿刺应尽可能不要使用含碘消毒液,以免影响日后甲状腺同位素检查。

(七)操作失败原因及分析

1.穿刺位置不准确

穿刺针未刺入甲状腺及甲状腺结节内致穿刺失败,故穿刺前应认真触诊甲状腺。有条件者对较小结节可行超声引导下穿刺。

2.吸出血性成分太多而稀释

甲状腺组织血运丰富,尤其以甲状腺功能亢进症为明显,如果压力太高或穿刺针头在甲状腺内停留时间较长即可造成稀释而影响诊断。

3.干抽

甲状腺组织若纤维化病变较明显时,可能吸不出任何东西,称为干抽,见于亚急性甲状腺炎及手术后瘢痕组织等。增加负压,再次穿刺。干抽本身也具有诊断价值。

二、甲状腺粗针穿刺活检术

甲状腺粗针穿刺活检是用具有切割作用的粗穿刺针切取甲状腺组织供组织病理检查。

(一)适应证

1.弥漫性甲状腺疾病伴甲状腺肿大Ⅱ度以上

(1)桥本甲状腺炎。

(2)亚急性甲状腺炎。

(3)纤维侵袭性甲状腺炎。

(4)甲状腺功能亢进症。

2.甲状腺结节直径在 2 cm 以上

(1)单发或多发甲状腺腺瘤或结节。

(2)甲状腺恶性肿瘤。

(3)甲状旁腺腺瘤。

(二)禁忌证

(1)有出血倾向者。

(2)呼吸道梗阻、呼吸困难或器官软化者。

(三)术前准备

(1)常规行出凝血时间测定。

(2)穿刺针(国产多用活检针)浸泡消毒,进口 Trucut 针为一次性使用。

(3)刀片。

(4)10%甲醛溶液(福尔马林)固定液。

(5)2%利多卡因及 5 mL 注射器。

(四)操作过程

(1)患者平卧,垫高颈部,充分暴露甲状腺。

(2)75%乙醇消毒 2 次,铺洞巾。

(3)助手站于患者头侧,一手示指和中指固定穿刺侧甲状腺或甲状腺结节,另一手置对侧气管旁固定气管,以免穿刺时甲状腺发生位移。

(4)术者站于患者右侧,用 2%利多卡因局部麻醉。

(5)用一锐利刀片刺破皮肤及皮下组织。

(6)将多用途活检针置关闭状态,沿刺破处穿刺进入甲状腺组织或结节内。

(7)固定套管,推动针芯。

(8)固定针芯,推动套管切割组织。

(9)固定针芯和套管并一起取出。

(10)局部覆盖敷料,纱布固定,压迫 10~30 分钟。

(11)穿刺取出组织,置于固定液中送检。

(五)并发症及处理

1.出血和形成血肿

甲状腺粗针穿刺损伤较大,如果压迫不及时或压迫部位不准确可引起出血或形成血肿。穿刺后准确有效的压迫多可防止,已经发生者调整压迫部位,可防止进一步加重。经上述处理仍无效者可全身使用止血药物。形成血肿多在 1~2 天消失。

2.气管损伤

可引起呛咳或咯血,嘱患者安静休息,避免紧张。呛咳症状明显者可肌内注射安定。

(六)注意事项

(1)由于甲状腺邻近气管和大血管,粗针穿刺损伤较大,故甲状腺肿大Ⅰ度以下或结节直径在 2 cm 以下者,如果医师缺乏足够的穿刺经验不要盲目穿刺。

(2)甲状腺囊性病变及甲状腺感染性疾病不宜行粗针穿刺。

(3)穿刺后患者留观 30 分钟,检查局部无异常后方可让患者离开。

(七)操作失败原因及分析

1.活检组织为肌肉脂肪组织

由穿刺定位不准确或固定甲状腺配合不当造成。穿刺前,尤其固定后再次认真触诊甲状腺,确定穿刺点。助手配合固定甲状腺,避免用力过度使甲状腺移位。

2.甲状腺囊肿粗针穿刺仅能带出少许囊性液体

如术前已确定为囊性病变则不必行粗针穿刺,行上述细针穿刺抽吸即可。

第二章

体液代谢和酸碱平衡失衡

第一节　体液代谢失衡

一、等渗性缺水

（一）诊断

1.病因

（1）胃肠道消化液的急性丢失：大量呕吐、腹泻、肠瘘。

（2）体腔或软组织内大量液体渗出：肠梗阻、急性腹膜或胸膜炎症、大面积烧伤、严重软组织感染（蜂窝织炎）。

2.临床特点

（1）细胞外液水和钠同时成比例丢失，血清 Na^+ 及细胞外液的渗透压水平正常。

（2）尿少，皮肤干燥、松弛，体表静脉萎缩，眼球下陷。

（3）中心静脉压下降，直立性低血压，脉搏细速，呈低血容量休克表现。

（4）患者可有恶心、厌食、乏力、少尿等，但不口渴。若在短期内体液丧失达到体重的 5%，即丧失细胞外液的 25%，患者会出现脉搏细速、肢端湿冷、血压不稳定或者下降等血容量不足的表现。当体液继续丧失达体重的 6%～7%时（相当于细胞外液的 30%～25%），则有更严重的休克表现。

3.辅助检查

（1）血液浓缩，红细胞计数、血红蛋白、血细胞比容均增高。

（2）血清 Na^+ 水平正常（135～145 mmol/L）。

（3）血浆晶体渗透压正常。

（4）尿少，尿比重正常或增加。

(二)治疗原则

(1)尽可能去除或控制病因,减少丢失。

(2)补充等渗液体、平衡盐溶液或生理盐水。

(3)补液量=细胞外液丢失量+每天生理需要量(水 2 000 mL 和钠 4.5 g)。

参考计算公式:细胞外液丢失量(L)=血细胞比积上升值/血细胞比积正常值×体重(kg)×0.20。

(4)肾功能障碍或大量快速补液的患者应警惕"高氯性酸中毒"。

(5)尿量恢复正常(≥40 mL/h)后应适时补钾。

二、低渗性缺水

(一)诊断

1.病因

(1)体液丢失后只补充水分,未补充电解质或补充不足。如消化道液体长期慢性丢失,大量出汗,大创面慢性渗出。

(2)应用排钠利尿剂:噻嗪类,依他尼酸。

(3)长期慢性营养不良,重度低蛋白血症。

(4)由颅脑外伤或肿瘤引起的抗利尿激素分泌异常增多综合征。

2.临床特点

(1)失钠多于失水,细胞外液低渗,细胞水肿,中枢神经系统症状:头晕、呕吐、淡漠、嗜睡、妄想、抽搐、昏迷。

(2)细胞外液量减少较显著,有效循环血量下降,脉搏细弱,直立性低血压。

(3)尿 Na^+、Cl^- 明显减少,尿比重低,重度时尿量减少。

(4)无口渴症状,常见症状有恶心、呕吐、头晕、视觉模糊、软弱无力、起立时容易晕倒等。

3.辅助检查

(1)血清 Na^+<135 mmol/L。

(2)尿 Na^+、Cl^- 显著降低,尿比重<1.010。

(3)血液浓缩,红细胞计数、血红蛋白、血细胞比容及血尿素氮均升高。

(4)血浆晶体渗透压降低,多低于 280 mmol/L。

4.临床分度

(1)轻度:血清 Na^+ 130~135 mmol/L 或缺 Na^+ 达 0.5 g/kg。患者感觉疲乏、头晕、手足麻木。

(2)中度:血清 Na^+ 120～130 mmol/L 或缺 Na^+ 达 0.5～0.75 g/kg。患者除了上述症状以外,还有恶心、呕吐、脉搏细速、血压不稳定或下降、脉压变小、浅静脉萎缩、视力模糊、站立性晕倒、尿量少、尿中几乎不含钠和氯。

(3)重度:血清 Na^+<120 mmol/L 或缺 Na^+ 达 0.75～1.25 g/kg。患者神志不清、肌肉痉挛性抽搐、腱反射减弱或消失,出现木僵甚至昏迷。

(二)治疗原则

(1)去除或控制原发疾病。

(2)轻或中度低钠血症首选等渗盐水纠正,按临床分度经验性补充累积缺失的钠量及液体量并补充每天生理需要量。

(3)重度低钠血症可选用高渗盐水(3%～5%)并结合胶体溶液,迅速恢复机体有效循环血量。

(4)补钠量计算。

经验法:补钠量(g)=估计丢失 Na^+ 程度(g/kg)×体重(kg)。

公式法:补钠量(g)=[142 mmol/L－实测血 Na^+ 值(mmol/L)]×体重(kg)×0.6(女性×0.5)。

(5)长期严重营养不良,低蛋白血症患者宜同时补充血浆蛋白。

(6)补钠初期目标水平宜使血清 Na^+ 维持于 130～135 mmol/L,速度不宜过快,切忌引起高钠血症致细胞脱水。

三、高渗性缺水

(一)诊断

1.病因

(1)水分摄入不足:如口咽、食管疾病或昏迷危重患者不能饮水,补充不足。

(2)水分丢失过多:高温大汗,渗透性利尿(甘露醇、高糖),糖尿病昏迷。

(3)摄入过量高渗液体:输注高渗盐水或氨基酸型营养液。

2.临床特点

(1)失水多于失钠,细胞外液渗透压增高,继发细胞内缺水。

(2)口渴明显,皮肤黏膜干燥,脑细胞缺水致烦躁、谵妄、幻觉、昏迷。

(3)尿少,尿比重升高,体重减轻。

(4)循环系统失衡出现较晚。

3.辅助检查

(1)血清 Na^+>150 mmol/L,血浆胶体渗透压>320 mmol/L。

(2)尿比重升高(>1.030)。

(3)外周血红细胞计数、血红蛋白及血细胞比容均轻度升高。

4.临床分度

(1)轻度:以口渴为主,缺水量为体重的2%~4%。

(2)中度:极度口渴,尿比重增高,尿少,烦躁,缺水量为体重的4%~6%;有乏力、尿少和尿比重增高表现。唇舌干燥,皮肤失去弹性,眼窝下陷。

(3)重度:缺水量超过体重的6%,除出现上述症状以外,还会出现躁狂、幻觉、谵妄甚至昏迷。

(二)治疗原则

1.补充水分

应用等渗或低渗的溶液(5%的葡萄糖或0.45%的盐水)。

2.累积失液量计算

(1)经验法:补液量(L)=缺水量占体重的百分数×体重(kg)。

(2)公式法:补液量(mL)=[实测血 Na^+ 值(mmol/L)-142 mmol/L]×体重(kg)×4(女性×3)。

(3)补液量=(1/2~2/3)累积失液量+每天生理需要量。

(4)补液的同时应注意补钠,尿量每小时≥40 mL后应同时补钾。

(5)纠正高钠不宜过快,血钠水平应在48~72小时恢复正常,以避免引发急性脑水肿。

四、低钾血症

(一)诊断

1.病因

(1)钾摄入不足:长期禁食、饥饿、静脉输液补钾不够。

(2)钾丢失过多:应用排钾利尿剂,持续胃肠减压、呕吐、肠瘘、腹泻。

(3)钾分布异常:高糖和胰岛素及血pH升高或代谢性、呼吸性碱中毒,使 K^+ 移向细胞内,血钾下降。

2.临床特点

(1)肌无力:首先见于四肢,伴腱反射减弱或消失,发展可累及躯干,影响呼吸及吞咽。

(2)胃肠道受累:腹胀、肠麻痹、口苦、恶心。

(3)心肌兴奋性增强和传导异常:心悸、(室性)心律失常、室颤。

(4)代谢性碱中毒,反常性酸性尿。

3.辅助检查

(1)血清 K^+<3.5 mmol/L。

(2)心电图 T 波降低、变宽、双向或倒置,ST 段降低,QT 间期延长,出现 U 波。

(3)血气 pH 升高,碱剩余增加,CO_2分压升高,尿 pH 呈酸性。

(二)治疗原则

1.补充钾

通常采取分次补钾,边治疗边观察的方法。一般尽量口服,若胃肠不能利用或急危重者可静脉输液补钾。

2.静脉补钾

外周静脉输液钾浓度宜≤0.3%,中心静脉输液钾浓度可酌情增加,但补钾速度应≤1.5 g/h(20 mmol/h),每天补钾不宜超过 100～150 mmol。

3.长期严重低钾血症补钾

输液早期宜选用林格氏液或生理盐水,尽量避免输注葡萄糖及碱性液体,一般血清 K^+每上升 1 mmol/L 需补钾 200 mmol。

4.见尿补钾

注意保持尿量≥30 mL/h。

五、高钾血症

(一)诊断

1.病因

(1)钾摄入过多:多为医源性,如输入库存血过多。

(2)钾排泄障碍:见于急、慢性肾衰竭,应用保钾利尿剂及盐皮质激素不足。

(3)钾分布异常:溶血、大面积软组织挫伤、酸中毒等使细胞内 K^+释出。

2.临床特点

(1)多无特异性症状:可有神志模糊、感觉异常和肢体无力等。

(2)严重高钾血症:心肌兴奋性下降,心率慢,心律失常,低血压甚至心搏骤停于舒张期。

(3)微循环障碍表现:皮肤苍白、发冷、青紫,有时有轻度神志淡漠、感觉异常及四肢软弱。

3.辅助检查

(1)血清 K^+>5.5 mmol/L。

(2)心电图 T 波高尖,QT 间期延长,甚至 QRS 增宽,PR 间期延长。

(二)治疗原则

(1)积极治疗原发病。

(2)停止一切钾摄入。

(3)降低血钾。

促进 K^+ 进入细胞内:①输注高渗(25%)葡萄糖溶液+胰岛素[(3~4):1];②升高血 pH:5%的 $NaHCO_3$ 溶液 150~250 mL 静脉输注;③对于肾功能不全不能输注过多液体者可以用 10%的氯化钙 100 mL+11.2%的乳酸钠 50 mL+25%的葡萄糖 400 mL+胰岛素 20 U,24 小时缓慢输入。

(2)清除血中钾:①口服或保留灌肠,15 g,4 次/天,配合 20%的甘露醇或山梨醇导泻;②血液透析或腹膜透析,在上述治疗无效时用,可用于肾功能不全者。

(3)紧急对抗心律失常:①10%的氯化钙 20~30 mL 加入 2.5%的葡萄糖液中静脉滴注或缓慢推入;②10%的葡萄糖酸钙 20 mL 静脉缓慢推入,必要时重复;③紧急状态下氯化钙效果优于葡萄糖酸钙。

六、低钙血症

(一)诊断

1.病因

(1)急性重症胰腺炎、坏死性筋膜炎、肾衰竭、消化道瘘、快速输注枸橼酸库血后、休克复苏用大量晶体后等。

(2)甲状旁腺功能受损。

2.临床特点

与血清 Ca^{2+} 浓度降低使神经肌肉兴奋有关。

(1)容易激动,口周和指(趾)尖麻木及针刺感。

(2)手足抽搐、肌肉痛。

(3)腱反射亢进,Chvostek 征和 Trousseau 征阳性。

3.辅助检查

血清钙<2 mmol/L 有诊断意义。

(二)治疗原则

(1)纠正原发疾病。

(2)静脉注射10%的葡萄糖酸钙10～20 mL或5%的氯化钙10 mL,必要时可于8～12小时后重复注射。

(3)纠正可能同时存在的碱中毒。

(4)需长期治疗的患者,可口服钙剂及补充维生素D,以逐步减少钙剂的静脉用量。

七、高钙血症

(一)诊断

1.病因

(1)主要发生于甲状旁腺功能亢进症,如甲状旁腺增生或腺瘤形成者。

(2)骨转移性癌,特别是接受雌激素治疗的骨转移性乳癌。

2.临床特点

(1)早期疲乏、软弱、厌食、恶心、呕吐和体重下降。

(2)进而严重头痛、背和四肢疼痛、口渴和多尿等。

(3)后期可致全身骨质脱钙,发生多发性病理性骨折。

(4)血清Ca^{2+}高达4～5 mmol/L时可能有生命危险。

(二)治疗原则

(1)对于甲状旁腺功能亢进症者,应手术治疗,可彻底治愈。

(2)对骨转移性癌患者,可预防性地给予低钙饮食,并注意补充足够的水分,以利于钙的排泄。

(3)静脉注射硫酸钠可能使钙经尿的排出增加,但其作用不会更优于输注生理盐水。

八、镁缺乏

(一)诊断

1.病因

(1)饥饿、吸收障碍综合征、长时间的胃肠道消化液丢失是主要原因。

(2)长期应用无镁溶液静脉输注、肠外营养液中未加适量的镁制剂及急性胰腺炎等。

2.临床特点

与钙缺乏相似。

(1)常伴有缺钾与缺钙,对于缺钾的患者在补钾之后情况仍无改善时,应考虑有镁缺乏。

(2)面色苍白、肌震颤、手足抽搐、Chvostek 征阳性。

(3)记忆力减退、精神紧张、易激动,严重者有烦躁不安、谵妄及惊厥等。

3.辅助检查

血清 Mg^{2+} 浓度的测定一般对确诊无多大价值。

对镁缺乏有诊断价值的是镁负荷试验,即静脉输注氯化镁或硫酸镁溶液 0.25 mmol/kg,对正常人,注入量的 90%即很快从尿中排出,而对镁缺乏者,注入量的 40%～80%被保留在体内,仅少量的镁从尿中排出。

(二)治疗原则

(1)用氯化镁或硫酸镁溶液静脉补充,一般按 0.25 mmol/(kg·d)。严重镁缺乏时可按 1 mmol/(kg·d)补充。要控制输液速度不能太快,太快和太多的补充可能引起急性镁中毒,甚至导致心搏骤停。如镁中毒,应静脉注射葡萄糖酸钙或氯化钙溶液作为对抗措施。

(2)肠外营养液应注意添加镁剂,通常每天补充镁 6～7 mmol。

(3)完全纠正镁缺乏的需时较长,故在症状解除后,仍应每天补镁,持续 1～3 周。一般用量为 5～10 mmol/d。

九、镁过多

(一)诊断

1.病因

(1)主要发生在肾功能不全时,偶见于应用硫酸镁治疗子痫的过程中。

(2)烧伤早期、广泛性外伤或外科应激反应、严重细胞外液量不足和镁中毒等。

2.临床特点

(1)乏力、疲倦、腱反射消失和血压下降。

(2)明显增高时可导致心脏传导功能发生障碍,心电图改变与高钾血症相似。

(3)晚期可出现呼吸抑制、嗜睡和昏迷,甚至心搏骤停。

(4)血清 Mg^{2+}>3 mmol/L。

(二)治疗原则

(1)应立即停止给镁。

(2)经静脉缓慢输注2.5～5 mmol葡萄糖酸钙(相当于10%的葡萄糖酸钙10～20 mL)或氯化钙溶液,对抗镁对心脏和肌肉的抑制。

(3)同时要积极纠正酸中毒和缺水,如血镁浓度仍无下降或症状仍不减轻,可考虑透析治疗。

十、低磷血症

(一)诊断

1.病因

(1)甲状旁腺功能亢进症、严重烧伤或感染。

(2)大量葡萄糖及胰岛素输入使磷进入细胞内。

(3)磷补充不足,尤其是长时间肠外营养支持时未补充磷制剂。

2.临床特点

缺乏特异性。

(1)可有肌肉神经症状,如头晕、厌食、肌无力等。

(2)重症者可有抽搐、神经错乱、昏迷,甚至可因呼吸肌无力而危及生命。

(3)血清磷<0.96 mmol/L。

(二)治疗原则

(1)对长期输液者,溶液中应每天补充磷10 mmol。

(2)有严重低磷者可酌情增加磷制剂的用量。

(3)对于甲状旁腺功能亢进症者,需行手术治疗。

十一、高磷血症

(一)诊断

1.病因

很少见。

(1)主要发生急性肾衰竭、甲状旁腺功能低下症等。

(2)酸中毒或淋巴瘤化疗时,磷从细胞内溢出,导致血清磷升高。

2.临床特点

(1)由于发生继发性低钙血症,可出现一系列低血钙的症状。

(2)因异位钙化可有肾功能受损的表现。

(3)血清磷>1.62 mmol/L。

(二)治疗原则

(1)防治原发病。

(2)针对低钙血症进行治疗。

(3)急性肾衰竭伴明显高磷血症者,必要时可作透析治疗。

第二节 酸碱平衡失衡

一、代谢性酸中毒

(一)诊断

1.病因

(1)碱性物质丢失过多:见于腹泻、肠瘘、胆瘘和胰瘘等,经粪便、消化液丢失的 HCO_3^- 超过血浆中的含量。

(2)酸性物质过多:失血性及感染性休克致急性循环衰竭、组织缺血缺氧,可使丙酮酸及乳酸大量产生。糖尿病或长期不能进食,体内脂肪分解过多,产生大量酮体,引起酮体酸中毒。

(3)肾功能不全:由于肾小管功能障碍,内生性 H^+ 不能排出体外,或 HCO_3^- 吸收减少,均可致酸中毒。

2.临床特点

(1)细胞外液 HCO_3^- 浓度下降,继而血液 pH 和 HCO_3^- 下降。

(2)轻度者多无症状。

(3)重度者常可伴有疲乏、眩晕、嗜睡,可有感觉迟钝或烦躁,最明显的表现为呼吸深快,呼吸肌收缩明显。面色潮红,心率加快,呼气可有酮味(酮症)。

(4)重度者可出现循环衰竭、休克,并多伴有高血钾。

3.辅助检查

(1)血 pH<7.35,$[HCO_3^-]$<21 mmol/L,碱剩余负值加大。

(2)尿 pH<5.5,呈酸性。

(3)可伴有血钾升高。

(二)治疗原则

(1)积极治疗控制原发病。

(2)纠正水和电解质平衡紊乱。

(3)保证组织有效灌注及氧合,使平均动脉压>70 mmHg,尿量≥30 mL/h,动脉血氧饱和度(SaO_2)≥94%。

(4)若 pH>7.25,HCO_3^- ≥18 mmol/L,可行上述治疗,一般不给予碱性药物。

(5)若 pH<7.20 或 HCO_3^-<10 mmol/L,宜酌情给予碱性药物,常用药物有碳酸氢钠、乳酸钠及三羟甲基氨基甲烷。

(6)乳酸酸中毒不宜应用乳酸钠。

(7)同时注意防治过快的纠正酸中毒,不然会发生低血钾、低血钙。

二、代谢性碱中毒

(一)诊断

1.病因

(1)胃液丢失过多:严重呕吐,幽门梗阻,长期胃肠减压。

(2)碱性物质摄入过多:长期服用碱性药物,大量输注库存血。

(3)低钾血症。

(4)某些利尿药物,如呋塞米、依他尼酸,可以导致低氯性碱中毒。

2.临床特点

(1)一般无明显症状,血液碳酸氢盐原发性增多,pH 及 CO_2含量增加。

(2)有时表现为呼吸浅慢。

(3)严重时神经兴奋性增强,出现谵妄、神经错乱、嗜睡,甚至昏迷及低钾表现。

3.辅助检查

(1)血 pH>7.45(失代偿),$PaCO_2$>45 mmHg。

(2)血浆 HCO_3^-、CO_2CP 增加,碱剩余正值增大。

(3)可伴有低血钾症和缺水的表现,严重时可以因为脑和其他器官的代谢障碍而发生昏迷。

(4)尿呈碱性,但严重低钾血症则可以出现“反常酸性尿”。

(二)治疗原则

(1)积极治疗控制原发病。

(2)尽快纠正水和电解质平衡紊乱。

(3)低钾低氯性碱中毒应首先纠正低钾。

(4)轻度或中度代谢性碱中毒一般补充生理盐水，重度则可补充稀盐酸(0.1 mmol/L)、盐酸精氨酸或氯化氨。

三、呼吸性酸中毒

(一)诊断

1.病因

(1)中枢因素：药物、麻醉、神经疾病、颅脑损伤抑制呼吸中枢。

(2)胸廓、呼吸肌异常。

(3)肺和气道疾病：肺组织广泛纤维化，重度肺气肿等慢性阻塞性肺疾病。

2.临床特点

(1)$PaCO_2$原发性增高(>45 mmHg)，血液 pH 下降(失代偿)，HCO_3^- 增加。

(2)可有胸闷、呼吸困难、躁动不安等，因为换气不足致缺氧，可有头痛、发绀，随着酸中毒的加重，可有血压下降、谵妄、昏迷等。脑缺氧可致脑水肿、脑疝，甚至呼吸骤停。

3.辅助检查

(1)血 pH<7.35，$PaCO_2$>45 mmHg。

(2)血 HCO_3^- 在急性呼吸性酸中毒时无明显变化，慢性呼吸性酸中毒时增加。

(二)治疗原则

(1)积极去除各种诱因，控制原发病。

(2)通畅气道，增加潮气量，改善通气，必要时应用呼吸机。

(3)不宜单纯给予高浓度氧。

四、呼吸性碱中毒

(一)诊断

1.病因

(1)中枢神经系统疾病，癔症、忧虑、疼痛等。

(2)发热、创伤、低氧血症，肝衰竭。

(3)呼吸机辅助过度通气。

2.临床特点

(1)多数有呼吸急促的表现。

(2)可有眩晕，手、足和口周麻木和针刺感，肌震颤、手足抽搐、肌肉痛和

Trousseau 征阳性。

3.辅助检查

血 pH>7.45,$PaCO_2$<35 mmHg。

(二)治疗原则

(1)积极治疗控制原发病。

(2)用纸袋罩住口鼻,增加呼吸道的无效腔,可减少 CO_2的呼出,以利于提高血 $PaCO_2$。

(3)如果是由呼吸机使用不当所造成的,应调整呼吸频率及潮气量。

(4)危重患者或中枢神经系统病变所造成的呼吸急促,可用药物阻断自主呼吸,用呼吸机进行适当的辅助呼吸。

(5)静脉注射葡萄糖酸钙可消除手足抽搐。

五、水、电解质及酸碱失调的处理原则

(1)充分掌握病史,详细检查患者体征:①了解是否存在导致水、电解质及酸碱平衡失调的原发病。如严重呕吐、腹泻、长期摄入不足、严重感染等。②有无水、电解质及酸碱失调的症状和体征。如脱水、尿少、呼吸浅快、精神异常等。

(2)实验室检查:①血、尿常规,血细胞比容,肝、肾功能,血糖。②血清钾、钠、氯、钙、磷、镁。③动脉血气分析。④血尿渗透压测定。

(3)综合病史及上述实验室资料,确定水、电解质及酸碱失调的类型及程度。

(4)在积极治疗原发病的同时,制订纠正水、电解质和酸碱失调的治疗方案。如果存在多种失调,应分轻重缓急,依次予以调整纠正。首先应该处理的是:①积极恢复患者的血容量、保证循环状态良好。②缺氧状态应予以积极纠正。③严重酸中毒或碱中毒的纠正。④重度高钾血症的治疗。

应密切观察病情变化,边治疗边调整治疗方案。

第三章

输 血

第一节 输血的适应证及注意事项

一、适应证

(一)急性出血

当出血量低于总血容量10%(500 mL)时,可通过机体自身代偿,不需输血。当出血量低于总血容量20%(500～800 mL)时,根据有无血容量不足临床表现及其程度,同时参照血红蛋白和血细胞比容选择治疗方案,可酌情选用适量晶体液、胶体液或少量血浆增容剂。当出血量达到或超过总血容量20%(1 000 mL)时,除输入晶体液或胶体液补充血容量外,还应输入浓缩红细胞。原则上,当失血量在30%以下时,不输全血;超过30%时,可输全血及浓缩红细胞各半,同时配合晶体、胶体及血浆补充血容量。当失血量超过50%且大量输入库存血时,还应注意补充血液中的特殊成分,如血小板、凝血因子、白蛋白等。

(二)贫血及低蛋白血症

结合常规检查,根据病情选择输注浓缩红细胞纠正贫血。血红蛋白<70 g/L,应考虑输血。血红蛋白在70～100 g/L,根据患者的贫血程度、心肺代偿功能、有无代谢率增高及年龄等因素综合决定。血红蛋白>100 g/L,可以不输血。严重低蛋白血症结合常规检查,根据病情,输注血浆或人血白蛋白纠正低蛋白血症。

(三)重症感染

当全身严重感染或脓毒血症、恶性肿瘤放疗和化疗后致严重骨髓抑制继发难治性感染者,尤其是出现中性粒细胞低下及抗生素治疗效果不佳时,可考虑输注浓缩白细胞辅助控制感染。但输注白细胞可引起巨细胞病毒感染、肺部并发症等不良反应，故其使用受到限制。

（四）凝血机制障碍

根据患者凝血功能紊乱的原发疾病，选用相关血液成分进行治疗，如血友病患者选择输注Ⅷ因子、脾亢血小板低下患者选择输注单采浓缩血小板等。

二、注意事项

（一）严密查对

输血前由两名医护人员必须仔细核对患者与供血者的姓名、血型、交叉配血报告、血袋的严密性、血袋标签各项内容、血液外观、所使用抗凝剂及血液制品保存期，准确无误方可输血。

（二）血液制品保存期

通常所说的保存期是指保存期末的血液输入 24 小时后，红细胞存活率在70%以上。采用枸橼酸盐磷酸盐葡萄糖和酸性枸橼酸盐葡萄糖作为抗凝剂保存的血液，在 2～8 ℃环境中可保存 21 天，复温血液放置不应超过 4 小时。随着保存时间的延长，血液中的有效成分如白细胞、血小板和凝血因子功能逐渐丧失，而血氮、游离血红蛋白、血钾等逐渐增加。

（三）血液预热

一般速度下输注 1～2 L 冷藏血，可不需预热。当快速大量输血、新生儿输血或输入物含很强冷凝集素时，应外加保护袋预热(＜32 ℃)。

（四）不加药物

输血前后可用生理盐水冲洗输血管道，但不应加入任何药物，避免溶血及凝血。

（五）注意观察

在输血过程中注意观察患者生命体征及尿量、尿色变化，输血后血袋保留2 小时以备化验检查。

第二节　输血技术及血液制品、血液容量扩充剂的选择

一、输血技术

(一)输血途径

通常采用浅表静脉,快速输血时也可采用中心静脉。行上肢、头颈或胸部手术时,由下肢静脉输血。行腹部、下肢或盆腔手术时,由上肢输血,避免增加手术出血、影响输血速度。

(二)输血速度

一般为 4～6 mL/min,老年或患有心脏病患者为 1 mL/min,大量出血时可加压快速输血 20～40 mL/min。

(三)自身输血

自身输血可以避免血源传播性疾病和免疫抑制,对一时无法获得同型血的患者也是唯一血源。自身输血有以下 3 种方法:贮存式自身输注、急性等容血液稀释及回收式自身输血。只要患者身体一般情况好,血红蛋白＞110 g/L 或血细胞比容＞0.33,均可考虑。预存自身库存血择期术前如无禁忌,每次采血不超过 500 mL(或自身血含量的 10%),2 次采血间隔不少于 3 天。急性等容血液稀释一般在麻醉后、手术主要步骤开始前,抽取患者一定量自身血在室温下保存备用,同时输入胶体液或等渗晶体液补充血容量,使血液适度稀释,降低血细胞比容,使手术出血时血液的有效成分丢失较少,然后根据术中失血及患者情况将自身血输回给患者。术中回收式自身输血应注意补充适量新鲜冷冻血浆以提供凝血因子。

二、血液制品

血液由不同血细胞和血浆组成。将供血者血液的不同成分运用科学方法分开,依据患者病情的实际需要,分别输入有关血液成分,称为成分输血。成分输血具有疗效好、不良反应小、节约血液资源及便于保存和运输等优点。血液制品根据其具体成分可分为以下几种。

(一)浓缩红细胞

血细胞比容为 75%～80%,配制成红细胞悬液(血细胞比容为 50%～60%)

后，两者均可用于需补充红细胞的各种贫血状态。

(二)特殊红细胞制剂

特殊红细胞制剂包括去白红细胞制剂和洗涤红细胞。去白红细胞制剂去除了大约 70%的白细胞，洗涤红细胞去除了全部血浆和 90%的白细胞及血小板。两者均适用于多次输血后产生白细胞抗体的贫血患者，洗涤红细胞还适用于器官移植、血液透析、尿毒症等可能对血浆发生变态反应的贫血患者。

(三)机器单采浓缩白细胞悬液

用于提高机体抗感染能力，适用于中性粒细胞低于 0.5×10^9/L、并发细菌感染、抗生素治疗 48 小时无效者。由于输注后并发症较多，目前应用较少。

(四)浓缩血小板

适用于再生障碍性贫血等血小板低下或功能异常伴有出血倾向患者，以及大量输注库存血或体外循环手术后血小板锐减患者。血小板计数$>100\times10^9$/L，可以不输。血小板计数$<50\times10^9$/L，应考虑输注。血小板计数为$(50\sim100)\times10^9$/L，应根据是否有自发性出血或伤口渗血决定。

(五)新鲜冷冻血浆和普通冷冻血浆

新鲜冷冻血浆是全血采集后 6 小时内分离并立即置于$-20\sim-30$ ℃保存的血浆，含有全部凝血因子。普通冷冻血浆则是新鲜冷冻血浆 4 ℃下溶解时除去冷沉淀成分冻存的上清血浆制品。普通冷冻血浆中Ⅷ因子(FⅧ)和Ⅴ因子(FⅤ)及部分纤维蛋白原含量较新鲜冷冻血浆低，其余全部凝血因子和各种血浆蛋白成分含量则与新鲜冷冻血浆相当。两者适用于多种凝血因子缺乏、由肝胆疾病引起的凝血障碍和大量输库存血后的出血倾向。血友病或由 FⅧ和 FⅤ缺乏所致的出血患者均可使用新鲜冷冻血浆。此外两者均可用于大面积烧伤、创伤患者。

三、血液容量扩充剂

血液容量扩充剂应具有良好的扩容效果(包括容量效应及持续时间)、血浆中无蓄积、组织内无蓄积、对凝血功能和免疫系统影响小、具有良好的安全性、无抗原性、无毒、无致畸性及致突变性、耐受性好的特点。

(1)中分子右旋糖酐为多糖类血浆增量剂，中分子右旋糖酐可在体内维持作用 6～12 小时，常用于低血容量性休克、输血准备阶段等。但应注意本品有抑制血小板凝聚及覆盖血管壁而造成出血倾向的可能，故 24 小时内用量不宜超过 1 500 mL。

(2)中分子羟乙基淀粉容量效应可稳定维持 4～6 小时。既能维持胶体渗透压,又能补充细胞外液电解质、提供碱储备。每天最大剂量可按 30 mL/kg 计算。

(3)明胶类代血浆是各种明胶与电解质组合的血浆代用品,能够有效增加血浆容量、改善心排血量及外周灌注,改善微循环。每天使用量无明确限制,但应警惕变态反应的发生。

第三节 输血反应及治疗

一、非溶血性发热反应

(一)诊断

症状:多在输血后 1～2 小时发生,出现畏冷、寒战、发热、恶心、呕吐、头痛、皮肤潮红及皮疹等症状,血压一般不降低。症状通常持续 1～2 小时后缓解,体温逐渐下降。

(二)治疗原则

(1)减慢输血速度或停止输血。

(2)物理降温或给予解热镇痛药物。

(3)予以抗组胺药物治疗,必要时可使用糖皮质激素。

(三)预防

去除血液中的白细胞,使残留白细胞少于 5×10^{8}/L 时可预防大多数免疫性非溶血性发热反应的发生。目前,应用的主要方法是使用特制的除白细胞滤器过滤血液成分,也可应用洗涤和离心的方法制备洗涤红细胞输注。

二、变态反应

(一)诊断

症状:输入血液制品仅数毫升即可出现,轻度变态反应主要表现为荨麻疹,症状严重时表现凶险,可出现咳嗽、呼吸困难、胸骨后痛、喘鸣、面色潮红、腹痛腹泻、神志不清、血压下降甚至休克。

(二)治疗原则

(1)立即停止输血。

(2)予以抗组胺药物:异丙嗪 25 mg 肌内注射或苯海拉明 25 mg 口服。

(3)建立静脉通道,保证呼吸道畅通,必要时行气管插管或切开。

(4)糖皮质激素:氢化可的松 100 mg 或地塞米松 5 mg 静脉注射。

(5)若出现休克征象,立即行肾上腺素静脉注射或皮下注射。

(三)预防

多由所输血浆蛋白和接受输血者体内已存在相应的 IgE 抗体反应所致。可引起变态反应的主要血浆蛋白为 IgA,其他可引起变态反应的蛋白质包括免疫球蛋白多聚体。对 IgA 或其亚型缺乏者需输血时,应输注从 IgA 缺乏者采集的血液,亦可输注经专门处理去除 IgA 的血液制品如洗涤红细胞或去除 IgA 的血浆蛋白制品。对既往有输血过敏史患者,可在输血前给予抗组胺药物以预防和减轻变态反应。

三、溶血输血反应

(一)诊断

1.症状

即发性溶血输血反应的典型症状在输血数十毫升时即可出现,腰背痛、头痛、心前区压迫感、血红蛋白尿。术中患者可表现为伤口渗血及低血压。严重患者可出现呼吸困难、寒战、高热、低血压、休克、急性肾衰竭、弥散性血管内凝血。延迟性溶血输血反应主要表现为输血后血红蛋白不升高甚至下降,多无症状或症状轻微,一般无血红蛋白尿,严重者可出现发冷、发热、黄疸、胸背痛、呼吸困难和血红蛋白尿等。肾衰竭、弥散性血管内凝血少见。

2.实验室检查

(1)立即核对血型,重新行交叉配血试验。

(2)抽取静脉血,若血浆呈粉红色提示溶血。

(3)测定血浆游离血红蛋白及尿中血红蛋白含量。溶血时血浆血红蛋白$\geqslant$250 mg/L。

(4)输血后对血样行直接抗球蛋白试验(Coombs 试验)。

(二)治疗原则

(1)立即停止输血,并保留血液样本。

(2)行抗休克治疗,给予糖皮质激素、代血浆制剂扩容,使用血管活性药物维持血压。

(3)保护肾功能治疗:①碱化尿液、酌情予以5%碳酸氢钠静脉输入。②在血流动力学稳定前提下,可予以呋塞米、甘露醇利尿治疗。③严重肾衰竭时,可予以腹膜透析或血液透析治疗。

(4)防治弥散性血管内凝血,酌情使用肝素、AT-Ⅲ等制剂。

(三)预防

严格、准确地进行输血前检查,包括ABO正、反定型,RhD定型,交叉配血试验及不规则抗体筛查,对于有输血史和妊娠史的患者尤其重要,以确保配合性输血。血液发放、输注必须严格执行核对制度,杜绝一切人为差错。

四、细菌污染反应

(一)诊断

1.症状

血液制品细菌污染多为革兰氏阴性菌,患者输血后在内毒素作用下迅速出现感染性休克和(或)弥散性血管内凝血,临床表现为剧烈寒战、高热、呼吸困难、烦躁不安、发绀、腹痛等,同时可出现血红蛋白尿、低血压、休克甚至肾衰竭,严重者可导致患者死亡。

2.实验室检查

采剩余血行细菌培养或涂片,可发现细菌。

(二)治疗原则

(1)立即停止输血,并保留血液样本,行细菌培养及药敏试验。

(2)予以大剂量广谱抗生素治疗。

(3)抗休克治疗。

(4)防治肾衰竭及弥散性血管内凝血。

(三)预防

献血者筛查时应注意排除可能处于菌血状态的人献血。采血时应严格按规定进行皮肤消毒,采血和血液成分分离时严格实施无菌操作。加强血库管理,发放和输注血液制品前注意检查血液制品外观,杜绝血液制品被细菌污染。

第四章

围术期处理

第一节 术前准备

一、常规术前准备

(一)术前检查

(1)取血:检查血常规、肝肾功能、血型、Rh 因子、HBsAg、HIV 抗体、HCV、RPR、凝血功能。

(2)心电图、胸部 X 线。

(3)超声心动图:对于既往有心脏病、高血压或年龄>65 岁的老年人应常规作此项检查。

(4)肺功能、动脉血气分析:适合有肺部疾病或高龄患者。

(二)备血

大中型手术在术前 1 天送血样备血,用血量多(>2 000 mL)或需用特殊品种(如单采血小板者)需提前申请。

(三)谈话签字

医务人员应注重与患者及其家属的沟通,并就疾病的诊断、手术的必要性、手术方式、术中和术后可能出现的不良反应、并发症、意外情况及其相应处理、术后治疗及预后估计等方面做详细解释和介绍。使患者对手术治疗及可能出现的手术相关并发症有客观充分的认识。一方面,解除患者对手术治疗的恐惧心理。另一方面,应避免患者对手术治疗效果的盲目乐观,致使对可能出现的手术并发症无法接受。恶性肿瘤患者心理反应强烈,对疾病和手术存有不同程度的恐惧、不安或消沉等,尤其是肛管、直肠癌患者对于手术后腹壁结肠造口、性生活障碍等的顾虑,往往会影响手术方案的实施。因此,术前适度的说明病情,针对性的手术方式介绍，必要的心理辅导，使患者能够积极地配合治疗。对于必须行肠造口的患者，术前需详细耐心的向患者解释手术的必要性，使患者理解肠造口可能带来的生活不便及心理障碍。取得患者本人或家属(需在患者的授权下)的同意，并签署手术知情同意书。

二、特殊术前准备

(一)完善检查

消化道肿瘤患者术前查CA系列，肝癌患者查AFP，甲状腺患者查甲状腺功能，胃癌患者术前行胃CT重建，评估肿瘤与周围重要脏器及血管关系，结直肠癌患者术前未行全程结肠镜检查的，应根据病情进一步行结肠CT重建，了解未做结肠镜部分结肠情况，除外多原发肿瘤，避免遗漏相关治疗。根据不同疾病选择B超、CT、MRI、血管造影等检查。

(二)体位锻炼

术前练习在床上大小便，甲状腺手术患者术前练习仰卧伸展颈部体位等。

(三)胃肠道准备

一般在术前12小时开始禁食，术前4小时开始禁水。结直肠手术提前2天行肠道准备，口服泻药，术前1天禁食，静脉营养支持；幽门梗阻患者提前2～3天置胃管洗胃。

(四)输血和补液

凡有水、电解质及酸碱平衡失调和贫血的，均应纠正。对于高龄有冠心病和心肌缺血表现的患者，术前应维持血红蛋白在10 g/L以上，以保证在围术期心脏有充分的血氧供应。

(五)预防感染

术前注意预防上呼吸道感染及术野皮肤感染，下列情况需预防性应用抗生素。

(1)涉及感染病灶或切口接近感染区域的手术。

(2)肠道手术。

(3)操作时间长、创面大的手术。

(4)开放性创伤，创面已被污染或有广泛软组织损伤，创伤致实施清创的间隔时间较长或清创所需时间较长及难以彻底清创者。

(5)癌肿手术。

(6)需要植入人工制品的手术。

(7)脏器移植手术。

(六)营养支持

对于择期或限期手术的患者,术前通过口服或静脉途径提供充分的热量、蛋白质和维生素。

(七)其他

手术前夜给予镇静处理,询问妇女月经史,以便安排手术时间。根据不同手术需要放置胃管和尿管。

三、并发症处理

(一)高血压

术前请内科会诊,选择合适的降压药物,使血压稳定在一定水平。除急症手术外,择期手术应在高血压控制后进行,使舒张压≤100 mmHg。

(二)心脏病

(1)心律失常者,如房颤或心动过缓,术前应通过有效的内科治疗,尽可能将心率控制在正常范围内。

(2)急性心肌梗死患者发病后 6 个月内,不宜行择期手术,6 个月以上且无心绞痛发作者,可在良好的监护条件下施行手术。

(3)心力衰竭患者,最好在心力衰竭控制 3~4 周后再施行手术。

(4)对于长期服用阿司匹林的患者,术前应停用阿司匹林 1 周后再行手术。

(三)呼吸衰竭

哮喘和肺气肿是最常见的慢性阻塞性肺功能不全疾病。

(1)戒烟:练习深呼吸和咳嗽,增加肺通气量和排出呼吸道分泌物。

(2)应用麻黄碱、氨茶碱等支气管扩张剂及异丙肾上腺素等雾化吸入剂。

(3)痰液稠厚的患者可用蒸气吸入或药物使痰液稀薄、易咳出。

(4)麻醉前给药应适当,以免抑制呼吸。

(5)重度肺功能不全及并发感染者,应在改善肺功能及控制感染后才能手术。

(6)急性呼吸道感染者,如为择期手术应推迟,如为急症手术,应及时应用抗生素,尽量避免吸入麻醉。

(四)肝疾病

肝炎和肝硬化是最常见的肝疾病。

(1)术前给予高糖、高蛋白饮食或少量输新鲜血、白蛋白等,改善营养状况。

(2)有胸腔积液、腹水时,应在限钠的基础上适当利尿。

(3)肝功能严重损害,表现为明显营养不良、腹水、黄疸者或急性肝炎患者,除急症抢救外,多不宜施行手术。

(五)肾疾病

肾功能不全患者术前应查24小时肌酐清除率,血尿素氮,如肾功能重度损害,需在有效的透析治疗后方能施行手术。

(六)糖尿病

施行大手术前应将血糖控制在轻度升高状态(5.6~11.2 mmol/L)较为适宜,术前应请内分泌科会诊,协助围术期血糖的调节处理。

(七)免疫性疾病、炎性肠病

贝赫切特综合征、血管炎、克隆病、溃疡性结肠炎等疾病在实施外科手术前,在不影响原发病的情况下,尽可能减少激素用量、停用免疫抑制剂。而在手术过程中应适当增加激素用量,以避免因手术应激导致原发病加重。

第二节 术后处理

一、监测生命体征

(一)基本体征监测

施行中、小手术且病情平稳的患者,手术当天每隔2~4小时测定脉搏、呼吸和血压1次。大手术或有可能出现大出血、气管压迫者,需行持续心电、血氧、血压监测直至生命体征平稳。危重患者、特殊手术患者应送入ICU病房,直至平稳再转回普通病房。

(二)循环监测

1.心率

根据心排血量=每搏量×心率,心率可以敏感地反映循环功能。心率在一定范围内增快，可以使心排血量增加。当心率过快，导致心室充盈不足，心排血量反而降低。而心率过低，心排血量同样也会减少。因此，控制心率在适当范围内，心排血量可达到最佳。

2.血压

血压与心排血量和外周血管阻力成正比。血容量减少，而相应血管收缩可使血压维持不变。因此，血压有时不能及时反映出血容量的变化和组织灌注的情况。

3.中心静脉压

中心静脉压是反映右心功能和有效循环血容量负荷的指标。中心静脉压的正常值为6～12 cmH_2O。中心静脉压降低主要是因为有效循环血容量不足，中心静脉压升高常见于右心功能不全和输液过量，左心衰竭影响到右心功能等。

(三)心电监测

心率和心律的监测，在围术期可以发现可能影响到血流动力学变化的心率变化，以及心律失常和传导异常。心电图的变化也可以提示心肌缺血的改变。

(四)呼吸监测

(1)呼吸监测通常观察患者呼吸频率、节律、呼吸运动幅度、胸腹式呼吸活动度。

(2)血氧饱和度反映血液中血红蛋白与氧结合的百分率。手术后持续血氧饱和度的监测可以及时反映机体有无低氧血症。正常 SpO_2 在95%～100%，SpO_2<95%表示机体有缺氧表现，SpO_2<90%表示机体有严重缺氧。

(3)血气分析用于判断机体氧合、酸碱平衡及肺通气情况。动脉血pH：7.35～7.47，$PaCO_2$：35～45 mmHg，PaO_2：80～100 mmHg。动脉血的 PaO_2 是评判机体是否存在低氧血症的重要指标。$PaCO_2$>45 mmHg常有通气不足，可出现高碳酸血症并导致呼吸性酸中毒；$PaCO_2$<35 mmHg常有过度换气并导致呼吸性碱中毒。

(五)肾功能监测

肾功能的监测不但可以了解肾脏本身功能在围术期的变化，而且可以通过肾灌注的情况了解机体血流动力学的变化。

1.尿量

通常出现的问题是少尿。少尿是指尿量<400 mL/d。应明确少尿的原因是肾前性、肾性还是肾后性。对于肾前性少尿应通过心率、血压、中心静脉压及

出入量判断是否存在灌注不足。肾后性少尿应排除尿路梗阻或损伤。

2.尿比重

尿比重＞1.020 提示肾灌注不足，考虑肾前性肾衰竭。尿比重＜1.010 提示肾性肾衰竭。

二、体位

(1)全身麻醉患者尚未清醒时应平卧，头转向一侧，使口腔分泌物或呕吐物便于流出，避免误吸。

(2)硬膜外麻醉患者去枕平卧 4～6 小时。

(3)蛛网膜下腔麻醉患者，应平卧或头低卧位 12 小时，以防止因脑脊液外渗致头痛。

(4)施行颈、胸手术后，采用高半坐卧位，便于呼吸及有效引流。

(5)腹部手术后多采用低半坐卧位或斜坡卧位，以减少腹壁张力。

(6)腹腔内有污染的患者，在病情允许时，应尽早改为半坐位或头高脚低位，避免形成膈下脓肿。

(7)休克患者应取平卧位，或下肢抬高 20°，头部和躯干抬高 5°的特殊体位。

三、活动和起床

(1)原则上应早期活动，有利于增加肺活量，减少肺部并发症，并减少深静脉血栓形成的发病率。

(2)有休克、心力衰竭、严重感染、出血、极度衰弱等情况，以及施行过若干有特殊固定、制动要求的手术患者，则不宜早期活动。

四、饮食和输液

(一)非腹部手术

一般体表或肢体的手术，全身反应较轻者，术后即可进食。手术范围较大，全身反应较大者，需待 2～4 天后方可进食。

(二)腹部手术

腹部手术尤其是胃肠道手术后，需禁食 24～48 小时，待肠蠕动恢复、肛门排气后，可进少量水及流质饮食，一般术后第 5～6 天开始进半流质，第 7～9 天恢复普食。禁食及少量流质期间，应通过静脉输液来提供水、电解质及营养。

五、缝线拆除

(一)拆线时间

根据切口部位、局部供血情况、患者年龄决定。一般头、面、颈部 4～5 天拆线,下腹部、会阴 6～7 天拆线,胸部、上腹部、背部、臀部 7～9 天拆线,四肢 10～12 天拆线(近关节处适当延长),减张缝合 14 天拆线。青少年患者可缩短拆线时间,年老、营养不良患者可延迟拆线时间。

(二)切口分类

初期完全缝合的切口可分为以下 3 类。

1.清洁切口(Ⅰ类切口)

清洁切口(Ⅰ类切口)指缝合的无菌切口,如甲状腺手术。

2.可能污染切口(Ⅱ类切口)

可能污染切口(Ⅱ类切口)指手术时可能带有污染的缝合切口,如胃大部切除术等,皮肤不容易灭菌的部位、6 小时内的伤口经过清创术缝合、新缝合的切口再度切开者。

3.污染切口(Ⅲ类切口)

污染切口(Ⅲ类切口)指邻近感染区或组织直接暴露于感染物的切口,如阑尾穿孔的切除术、肠梗阻坏死的手术。

(三)切口愈合分级

1.甲级愈合

用“甲”字代表,指愈合优良,无不良反应。

2.乙级愈合

用“乙”字代表,指愈合处有炎症反应,如红肿、硬结、血肿、积液等,但未化脓。

3.丙级愈合

用“丙”字代表,指切口化脓,需要做切开引流等处理。

六、引流物的处理

(一)引流物种类

有很多种,可分别置于切口、体腔(如胸、腹腔引流管)和空腔脏器(如胃肠减压管、导尿管等)。

(二)拔除时间

每天记引流量,观察颜色、性状变化,引流量减少可拔除。乳胶片引流一般术后1～2天拔除,烟卷式多在4～7天拔除,引流管根据部位及引流目的的不同决定拔除时间,如胃肠减压管一般在肠道功能恢复、肛门排气后拔除。腹腔引流管通常放在手术创面、吻合口、腹腔较低位置,观察引流液的颜色、量、味道以决定拔除引流管的时间。胃造瘘、空肠造瘘术后需使用一段时间,拔除时间相对较长。

(三)直肠癌手术后尿管拔除

直肠癌手术后患者应在术后5天开始通过间断夹闭尿管训练膀胱功能。待膀胱功能恢复后再拔除尿管,拔除尿管当天应询问患者排尿情况,如出现尿潴留,需导尿并保留尿管2周后再间断夹闭尿管训练膀胱功能。如有必要可做B超测患者膀胱残余尿量评判膀胱功能。

七、各种不适的处理

(一)疼痛

一般24小时内最剧烈,可用镇静止痛药,咳嗽、翻身、活动肢体时应保护好切口。

(二)高血压

术后高血压通常为伤口疼痛,由胃管、尿管刺激不适引起,可给予镇静、止痛药物对症处理。如患者有高血压病史,术后需静脉药物控制血压。常用静脉药物有硝普钠,主要为动静脉扩张剂。硝酸甘油以扩张静脉为主,大剂量应用也可扩张动脉。

(三)发热

术后3天内发热为手术后正常反应,体温较高时可予对症处理,术后3～6天发热,要警惕感染的可能性,如手术切口、腹水、吻合口瘘、肺部、泌尿系统感染等。

(1)伤口换药,检查伤口有无感染。

(2)胸片、尿常规,除外肺部、泌尿系统感染。

(3)胸腹部CT,判断是否存在胸腔积液、肺不张、腹水。

(4)观察引流液的性状,除外吻合口瘘引起的腹腔感染。

根据检查结果进行针对性治疗。

（四）恶心、呕吐

常见原因为麻醉反应，其他原因有急性胃扩张、胃潴留、肠梗阻、糖尿病酸中毒、尿毒症、低钾、低钠等，除应用镇静、止吐药外，应查明原因后针对治疗。

（五）腹胀

早期腹胀一般是由于胃肠道蠕动受抑制，可持续胃肠减压，术后数天未排气，伴腹胀、肠鸣音消失，可能为腹膜炎或其他原因引起的肠麻痹，如腹胀伴阵发性绞痛、肠鸣音亢进，是早期肠粘连或腹内疝引起的机械性肠梗阻，必要时需二次手术。

（六）呃逆

由神经中枢或膈肌直接受刺激引起，可压迫眶上缘。顽固性呃逆应警惕膈下感染的可能，应及时行 CT 和介入穿刺等。

（七）尿潴留

手术麻醉使排尿反射抑制，切口疼痛引起膀胱和后尿道括约肌反射性痉挛，患者不习惯在床上排尿均为常见原因。下腹部热敷、轻按摩如无效，可导尿或留置尿管。

第三节　术后并发症的处理

一、术后出血

术后出血可发生在手术切口、空腔脏器及体腔内。术后应监测患者生命体征：心率、血压、皮肤和结膜颜色，仔细观察引流液的颜色和引流量。如患者烦躁，排除高热、心脏病等原因，心率持续增快、中心静脉压低于 0.49 kPa，输血和足够的液体后，休克征象无好转，腹腔引流液持续增多，颜色红，提示腹腔内出血。

预防和治疗：手术时严格止血，结扎牢靠，关腹前仔细检查手术创面、吻合口，在缝合肌层和腹直肌后鞘时应避免损伤腹壁血管。对于术后出血一旦确诊，在应用止血药物等保守治疗无效时，需再次手术止血。

二、切口裂开

主要原因有患者既往长期应用激素、免疫抑制剂，营养不良，切口缝合技术有缺陷，腹内压突然增高等。通常发生于术后 1 周左右，表现为患者腹部用力时，自觉切口疼痛和突然松开，大量淡红色液体从切口流出，腹腔内容物自腹腔涌出达到皮下。

预防和治疗：在良好麻醉、腹壁松弛的条件下缝合切口，加用减张缝合，及时处理腹胀，患者咳嗽时平卧，适当的腹部加压包扎，切口裂开一旦确诊，应立即行手术重新缝合。

三、切口感染

切口感染指清洁切口和可能污染的切口并发感染。表现为术后 3～4 天，切口疼痛加重或减轻后又加重，并伴有体温升高、脉率加快，白细胞计数增高，体检时发现伤口局部有红、肿、热、压痛或有波动感等典型体征。

预防和治疗：严格遵循无菌原则，手术操作应轻柔仔细，严格止血，避免切口渗血，切口各层缝合避免留有无效腔，防止积液存留。加强术前和术后处理，增强患者抗感染能力。对明确有感染的伤口应及时敞开切口，充分引流脓液，待创面清洁时，可考虑二期缝合。

四、应激性溃疡

应激性溃疡泛指患者在大手术和重病的应激情况下，特别是并发休克、感染或多器官功能障碍时，胃十二指肠黏膜所出现的糜烂及溃疡性病变，主要临床表现为上消化道出血。

预防和治疗：对于大手术或严重感染患者术前静脉应用抗酸药物，如发生溃疡，除继续治疗病因、补充血容量、控制感染外，应放置胃管，冰盐水加凝血酶灌注，使用抗酸药物、生长抑素等，必要时行胃镜检查或手术治疗。

五、下肢深静脉血栓形成

手术创伤或静脉输液可造成静脉壁损伤，卧床或制动使血流缓慢，手术创伤可引起反应性血液凝固性增高，高龄、肥胖、口服避孕药、髋关节或盆腔手术、恶性肿瘤及静脉曲张等患者，术后特别容易发病。

预防和治疗：应防止血流滞缓和血液高凝状态，卧床期间作踝关节伸屈活动，早期下床活动，给予小剂量肝素。出现血栓后可采用溶栓和抗凝疗法，必要时行手术取栓治疗。

六、肺栓塞

肺栓塞指空气、脂肪或血栓等物质经由静脉途径至右心，再进入肺动脉并使其部分或完全阻塞，从而引起呼吸和循环障碍的一种疾病，死亡率很高。临床表现为呼吸困难、胸痛和咳嗽、咯血三大症状，三大体征为肺部啰音、肺动脉瓣区第二心音亢进和奔马律。

预防和治疗：包括预防下肢深静脉血栓形成和中断下腔静脉，治疗方面有抗凝、溶栓和手术疗法。

第五章

普通外科感染

第一节　浅部化脓性感染

一、疖

疖是单个毛囊及其周围组织的急性化脓性感染。病菌以金黄色葡萄球菌为主，偶可由表皮葡萄球菌或其他病菌致病。

(一)诊断

1.临床表现

皮肤红、肿、痛，范围直径不超过 2 cm。化脓后其中心处先呈白色，继而破溃流脓，并出现黄白色脓栓。常发于易受摩擦和皮脂腺丰富的部位。全身多处同时或反复发生者称疖病。单一疖肿一般无明显全身症状，位于颜面部危险三角区的疖肿在受到挤压后，可引起颅内化脓性感染等严重后果；疖病常有发热、食欲缺乏等全身症状。

2.实验室检查

有发热等全身反应者应化验血常规；疖病者应检查血糖、尿糖，进行脓液或血的细菌培养及药物敏感试验。

(二)鉴别诊断

1.痤疮感染

病变小，顶端有点状凝脂。

2.皮脂腺囊肿

感染前已形成圆形无痛性肿物较长时间，表皮上有时可查见一开口小孔。

3.痈

病变范围大，中心部位出现多个脓栓，继而破溃、坏死。常有全身症状，区域淋巴结肿大。

(三)治疗原则

以局部治疗为主，争取在早期促使炎症消退，局部化脓时及早使脓排出体外，及时消除全身症状。

(1)红肿期：局部可热敷、理疗或药物外敷(如20%鱼石脂软膏等)。

(2)脓肿期：见脓点或有波动感时，用苯酚点涂脓点或用针头、刀尖剔出脓栓(勿用一般的切开法)。禁忌挤压化脓病变。

(3)全身反应明显时，辅以全身抗菌药物。

二、痈

痈是邻近的多个毛囊及其周围组织的急性化脓性感染，或由多个疖相互融合而成。病菌以金黄色葡萄球菌为主。

(一)诊断

1.临床表现

常见于糖尿病患者与身体衰弱者，好发于皮肤厚的颈、背部，有时也见于上唇和腹壁。早期小片皮肤肿硬、色暗红，边界不清，其中有几个凸出点或脓点，疼痛；继而皮肤肿硬范围增大，脓点增大、增多，中心处表面呈紫褐色，至破溃后呈蜂窝状。常伴有畏寒、发热、头痛、乏力等全身症状，区域淋巴结肿大、疼痛等。

2.实验室检查

血常规检查可见白细胞计数及中性粒细胞计数增多。可进行脓和血的细菌培养、药物敏感试验。应注意患者有无糖尿病、低蛋白血症等。

(二)治疗原则

(1)全身治疗：适当休息，加强营养。

(2)局部处理：湿敷或药物外敷，配合局部理疗。

(3)抗生素治疗：通常首先选择抗革兰氏阳性球菌的抗生素。此后还可以根据临床效果或细菌学检查结果进行调整。

(4)积极治疗合并的糖尿病或营养不良。

(5)病变出现多个脓点、表面呈紫褐色或已破溃流脓，必须及时切开引流。采取十字、双十字或井字形切口，长度应超过炎症范围少许，深达筋膜，彻底清除坏死组织。如创面大，待肉芽组织健康后，可考虑植皮。

三、丹毒

丹毒是由皮内淋巴管网受乙型溶血性链球菌侵袭所致。

(一)诊断

1.临床表现

病变多见于下肢、面部,有时可在其他部位。发病即可有恶寒发热、头痛、全身不适等。皮肤发红、灼热、疼痛、稍微隆起,境界较清楚。病变范围扩展较大,有时可起水疱,其中心处红色稍褪,隆起也稍平复。近侧的淋巴结常肿大、有触痛。病变一般不化脓,少见组织坏死。本病可反复发作而形成局部皮肤象皮肿。

2.实验室检查

血常规检查可见白细胞计数及中性粒细胞计数增多。

(二)治疗原则

(1)抗菌药物治疗是主要治疗手段,常用青霉素等。在全身和局部症状消失后,应继续使用5~7天。

(2)局部处理:药物外敷(如50%硫酸镁、4%硼酸溶液或金黄散等中药),配合局部理疗。

(3)积极治疗与丹毒相关的足癣、口腔溃疡或鼻窦炎等。

四、急性淋巴管炎和淋巴结炎

淋巴结和淋巴管炎是由病菌侵入淋巴系统所致,可发生在人体各部位。浅部急性淋巴结炎的部位多在颈部、腋窝和腹股沟;浅部急性淋巴管炎在皮下结缔组织层内。急性淋巴管炎可以分为急性网状淋巴管炎和急性管状淋巴管炎两类,前者即丹毒。急性淋巴管炎和淋巴结炎致病菌有乙型溶血性链球菌、金黄色葡萄球菌等。

(一)诊断

1.临床表现

急性淋巴结炎时,局部先有淋巴结肿大、疼痛和触痛,可与周围软组织分辨、表面皮肤正常。病变加重时形成肿块,疼痛和触痛加重,表面皮肤可发红和发热。形成脓肿时有波动感,甚至可破溃出脓。

急性淋巴管炎时,皮下浅层急性淋巴管炎在表皮呈红色线条,有轻度触痛,扩展时红线向近心端处生长;皮下深层者无表皮红线,只可能有条形触痛区。

患者可有发热、头痛、全身不适及食欲缺乏等全身症状。

2.实验室检查

血常规检查可有白细胞计数及中性粒细胞计数增多。

(二)治疗原则

(1)积极处理原发病灶。

(2)局部可采用热敷、理疗或中药外敷。

(3)一旦脓肿形成,应行切开引流术。

(4)有全身症状时,可应用抗菌药物。

五、皮下急性蜂窝组织炎

急性蜂窝组织炎是指疏松结缔组织的急性感染,可发生在人体各部位。急性皮下蜂窝组织炎是皮肤、黏膜受伤或有其他病变以后,皮下疏松结缔组织受病菌感染所致。病菌多为乙型溶血性链球菌,有的是金黄色葡萄球菌、大肠埃希菌或其他型链球菌等。

(一)诊断

1.临床表现

可有皮肤软组织损伤、药物注射不当或异物存留于软组织的病史。浅表急性蜂窝组织炎,病变区皮肤出现明显的红、肿、热、痛,局部病变呈暗红色,与周围皮肤界限不清。病变区中央常因缺血而发生坏死。深在的急性蜂窝组织炎常只有局部水肿和深在压痛。病变向周围蔓延较迅速,可形成脓肿,破溃流脓。常并发淋巴结炎。可伴有畏寒、发热、头痛、乏力、食欲缺乏等症状。严重者可有脓毒症症状。

2.实验室检查

血常规可见白细胞计数及中性粒细胞计数增多。有脓性物时应行细菌涂片检查。病情较重时,应取血和脓作细菌培养和药物敏感试验。

(二)鉴别诊断

1.急性咽峡炎

应与小儿颌下蜂窝组织炎相鉴别。两者均可引起呼吸急促和不能进食,但急性咽峡炎颌下肿胀较轻,而口咽内肿胀发红明显。

2.气性坏疽

应与产气性皮下蜂窝组织炎鉴别。气性坏疽发病前创伤较重(伤及肌肉),伤肢或身躯已难运动;发病后伤口常有某种腥味,脓液涂片检查可大致区分病菌形态,作细菌培养更可确认菌种。

(三)治疗原则

(1)卧床休息,营养支持治疗;改善全身状态,给予止痛、退热治疗。

(2)局部应用药物湿敷或中药外敷,配合局部理疗。

(3)抗生素治疗:通常首先选择抗革兰氏阳性球菌的抗生素,疑有肠道菌类感染时加甲硝唑;此后可以根据临床效果或细菌学检查结果进行调整。

(4)对于病变的范围有不确定者可以先做穿刺,如果抽出脓液即行切开引流。

(5)对下列情况应行广泛的切开引流:经前述治疗不能控制急性蜂窝织炎的扩散者;口底及颌下的急性蜂窝织炎经积极抗炎治疗无效或有造成窒息可能者;病变处发现捻发音者。

第二节　手部急性化脓性感染

手部急性化脓性感染包括甲沟炎、脓性指头炎、手掌侧化脓性腱鞘炎、滑囊炎和掌深间隙感染。前两者在临床中较多见。病菌主要是金黄色葡萄球菌。

一、甲沟炎

(一)诊断

临床表现:患者常有指甲旁刺伤史或嵌甲。检查可见指甲一侧或两侧甲沟红肿、疼痛或有脓性分泌物,严重时可形成甲下脓肿或甲根部脓肿。甲沟炎反复发作者,甲沟肉芽增生,指甲嵌入肉芽组织中。病情严重者可有全身感染的症状。

(二)治疗原则

(1)甲沟炎炎症轻微者可用局部热敷、温热水清洗,可局部使用抗生素软膏,如莫匹罗星软膏等。

(2)甲沟炎严重,形成甲下脓肿或甲根部脓肿者需切开引流、指甲部分或全部拔除,并全身应用抗生素。

二、脓性指头炎

(一)诊断

1.临床表现

病史中多有指端刺伤或挤压伤史。指端肿胀、跳痛剧烈。检查可见指端触痛明显，红肿或单纯肿胀；深部感染脓肿形成时，局部组织张力高皮肤反而苍白；脓肿形成后穿刺可有少量脓液。患者可伴有发热、全身不适等症状。

2.辅助检查

病情重者行X线检查可见末节指骨骨髓炎表现及死骨形成。

(二)治疗原则

(1)患手抬高、制动；局部热敷及理疗。

(2)全身使用抗生素。

(3)给予镇静药或镇痛药。

(4)穿刺如有脓肿形成则需切开引流。当指端疼痛剧烈、皮肤苍白及组织张力高时，即便穿刺无脓亦需在手指两侧切开减压，以防指骨坏死。在指根阻滞麻醉下，在末节指侧面作纵行切口，切口远端不超过甲沟1/2，近端不超过指节横纹，必要时在对侧也作一切口，作对口引流。

三、化脓性腱鞘炎、滑囊炎

急性化脓性腱鞘炎多由刺伤、挫裂伤及切割伤等损伤腱鞘所致，病原菌多为球菌类。腱鞘炎可并发手掌间隙感染和滑囊炎，而中指、无名指腱鞘炎可蔓延至掌中间隙感染。

(一)诊断

1.临床表现

手指红肿，疼痛严重，沿腱鞘有压痛。手指呈半屈曲状；手指屈伸功能受限，被动伸直时疼痛加剧。腱鞘炎蔓延导致滑囊炎时，大鱼际、小鱼际肿胀，有触痛。常伴有感染的全身症状。

2.实验室检查

血常规可见白细胞计数及中性粒细胞计数增多。

(二)治疗原则

(1)制动，抬高患掌；局部理疗及热敷。

(2)全身应用抗生素。

(3)酌情给予镇静药或镇痛药。

(4)当已化脓或手指软组织肿胀剧烈、张力高，有血运障碍时应及时切开引流。切口应从手指侧方作纵行切口，切口不越过手指屈曲皱褶；尺侧滑囊炎可沿小鱼际桡侧切开，桡侧滑囊炎沿大鱼际尺侧缘切开。不能等脓肿出现才作切开引流，以避免肌腱坏死。

(5)术后手指置功能位；感染得到控制后，立即开始作主动或被动关节活动，以防止肌腱粘连和关节僵直。

四、手掌筋膜间隙感染

由手掌部直接损伤或手指化脓性腱鞘炎蔓延所致。

(一)诊断

1.临床表现

手掌肿胀、疼痛，掌凹消失；手掌皮肤充血可不明显，而手背、指蹼红肿更为明显。检查可发现手掌压痛明显；手指呈屈曲状，被动伸直时疼痛加剧。有感染的全身中毒症状，还可能继发肘内或腋窝淋巴结肿大、触痛。

2.实验室检查

血常规可见白细胞计数及中性粒细胞计数增多。

(二)治疗原则

(1)抬高患手，制动；局部理疗及热敷。

(2)全身应用抗生素。

(3)给予镇静药或镇痛药。

(4)非手术治疗无效时应及早切开引流，应在全身麻醉或臂丛神经阻滞麻醉下手术。不采用局部阻滞麻醉，因局部麻醉加重组织肿胀且效果不佳。麻醉不良情况下难以引流彻底并可能损伤血管和神经。

(5)周密设计切口，避免损伤血管和神经。掌中间隙脓肿切口选择在第 2～3 指间或第 3～4 指间指蹼纵行切口，切口不超过掌横纹。鱼际间隙脓肿的切口应在掌面肿胀有波动处(一般在屈拇肌与掌腱膜之间)，不宜在“虎口”背面，以免损伤近处的小动脉。

(6)术后手指置功能位；感染得到控制后，立即开始作主动或被动关节活动。

第三节　全身性外科感染

当前，全身性外科感染是指脓毒症和菌血症。脓毒症是有全身性炎症反应表现，如体温、循环、呼吸等明显改变的外科感染的统称。菌血症是脓毒症的一种，即血培养检出病原菌、有明显感染症状者。

一、诊断

(一)临床表现

骤起寒战，继以高热可达 40～41 ℃，或低温，起病急、病情重，发展迅速；头痛、头晕、恶心、呕吐、腹胀，面色苍白或潮红、出冷汗，神志淡漠或烦躁、谵妄和昏迷；心率加快、脉搏细速，呼吸急促或困难；肝、脾可肿大，严重者出现黄疸或皮肤出血瘀斑等。

(二)实验室检查

白细胞计数明显增高，一般常可达$(20\sim30)\times10^9/L$，或降低、左移、幼稚型增多，出现毒性颗粒；可有不同程度的酸中毒、氮质血症、溶血、尿中出现蛋白、血细胞、酮体等，代谢失衡和肝、肾受损征象；寒战、发热时抽血进行细菌培养，较易发现细菌。

二、治疗原则

(一)原发感染灶的处理

清除坏死组织和异物、消灭无效腔、脓肿引流等；解除病因，如血流障碍、梗阻等因素；注意潜在的感染源和感染途径，拔除静脉导管等。

(二)抗菌药物的应用

可先根据原发感染灶的性质及早联合应用估计有效的两种抗生素，再根据细菌培养及抗生素敏感试验结果，选用敏感抗菌药物；对真菌性脓毒症，应尽量停用广谱抗生素，使用有效的窄谱抗生素，并全身应用抗真菌药物。抗菌药物应足量、足够疗程，一般在体温下降、临床表现好转和局部病灶控制 1～2 周后停药。

(三)支持疗法

补充血容量、输注新鲜血、纠正低蛋白血症、补充维生素等。

(四)对症治疗

如控制高热、纠正电解质紊乱和维持酸碱平衡等；对心、肺、肝、肾等重要脏器受累，以及原有的并发症给予相应处理。

(五)其他疗法

冬眠疗法可用于病情严重者,但对伴有心血管疾病、血容量不足或呼吸功能不足者应慎用或不用;对危重患者早期应用肾上腺皮质激素有一定效果,应在短期内大剂量冲击用药,并和抗菌药物同时应用。

第四节 厌氧芽胞菌感染

一、破伤风

破伤风是和创伤相关的一种特异性感染。除了可能发生在各种创伤后,还可能发生在不洁条件下分娩的产妇和新生儿。病菌是破伤风梭菌,为革兰氏阳性厌氧菌。

(一)诊断

1.临床表现

潜伏期自24小时至8周或更长,一般为1～2周。全身型的前驱症状表现为乏力、头痛、舌根发硬、咀嚼无力、吞咽不便及头颈转动不自如等;典型症状为张口困难、牙关紧闭、咀嚼肌紧张,相继脸面、颈项、躯干、四肢肌肉痉挛,面部呈苦笑状;全身肌肉阵发性抽搐,可呈角弓反张;喉头痉挛可导致呼吸困难甚至窒息;可有高热,各种刺激,如光线、声响、震动、注射等可诱发抽搐发作。局部型潜伏期较长,症状较轻;表现为创伤部位附近或伤肢肌肉强直痉挛,不遍及全身。

2.实验室检查

很难诊断破伤风。血常规可见白细胞计数增多。

(二)鉴别诊断

1.化脓性脑膜炎

虽有角弓反张状和颈项强直等症状,但无阵发性痉挛;有剧烈头痛、高热、喷射性呕吐、神志有时不清;脑脊液检查有压力增高、白细胞计数增多等。

2.狂犬病

有被疯狗、猫咬伤史,以吞咽肌抽搐为主。喝水不能下咽,并流大量口涎,患者听见水声或看见水,咽肌立即发生痉挛。

（三）治疗原则

1.伤口处理

伤口内存留坏死组织、引流不畅者，在抗毒血清治疗后，在良好麻醉、控制痉挛下进行伤口处理、充分引流，局部可用3%过氧化氢溶液冲洗。

2.中和毒素

破伤风确诊后，应立即以破伤风抗毒素（TAT）5×10^4 U加入5%葡萄糖溶液500～1 000 mL静脉滴注，此外，肌内注射$(2\sim5)\times10^4$ U，创口周围注射$(1\sim2)\times10^4$ U。以后每天肌内注射1×10^4 U，连续5～7天。用药前应做皮肤过敏试验，如为阳性，应予以脱敏注射法。如果脱敏注射法仍引起变态反应，则改用人体破伤风免疫球蛋白（TIG）深部肌内注射（3 000～6 000 U）。如无抗毒血清或TIG而对TAT过敏，可抽取已获破伤风自动免疫且血型相同的人血液200～400 mL静脉滴注。

3.控制和解除痉挛

根据病情可交替使用镇静、解痉药物等。可供选用的药物：10%水合氯醛，每次20～40 mL保留灌肠；苯巴比妥钠肌内注射，每次0.1～0.2 g；地西泮10～20 mg肌内注射或静脉滴注，一般每天1次。病情较重者，可用冬眠1号合剂（由氯丙嗪、异丙嗪各50 mg，哌替啶100 mg及5%葡萄糖溶液250 mL配成）静脉缓慢滴入，但低血容量时忌用。痉挛发作频繁不易控制者，可用2.5%硫喷妥钠缓慢静注，每次0.25～0.5 g，但要警惕发生喉头痉挛和呼吸抑制，用于已作气管切开者比较安全。肌松剂应在麻醉医师的配合和控制呼吸条件下应用。用药过程中均应警惕血压下降。

4.防治并发症

主要是呼吸道并发症，如窒息、肺部感染。对抽搐频繁、药物又不易控制的严重患者，应尽早进行气管切开，以改善通气、清除呼吸道分泌物，必要时可进行人工辅助呼吸。已并发肺部感染者，根据菌种选用抗生素。专人护理，防止发作时发生掉下床、骨折、咬伤舌等意外情况。严格无菌技术，防止交叉感染。

5.营养支持

注意营养（高热、高蛋白、高维生素）补充和水与电解质平衡的调整。必要时可采用全胃肠外营养支持。

6.抗生素

常用青霉素和甲硝唑，有利于杀灭破伤风梭菌。

破伤风是可以预防的。人工免疫有主动和被动两种方法。主动免疫法具体方法是前后共注射 3 次，每次 0.5 mL。第 1 次皮下注射（现用吸附精制破伤风类毒素）后，间隔 4～8 周，再进行第 2 次皮下注射，即可获得“基础免疫力”，在半年至 1 年后进行第 3 次注射，就可获得较稳定的免疫力。有基础免疫力的患者，伤后只需皮下注射破伤风类毒素 0.5 mL，不需要注射破伤风抗毒素。被动免疫法：对伤前未接受主动免疫的患者，尽早皮下注射破伤风抗毒素 1 500～3 000 U。对深部创伤、潜在厌氧菌感染可能的患者，可在 1 周后追加注射 1 次。

二、气性坏疽

气性坏疽是厌氧菌感染的一种，即由梭状芽胞杆菌所致的肌坏死或肌炎。梭状芽胞杆菌有多种，本病主要的致病菌包括产气荚膜杆菌、水肿杆菌、腐败杆菌、溶组织杆菌等。感染常是几种细菌的混合感染。

（一）诊断

1.临床表现

常有开放性创伤（特别是大血管伤、大块肌肉坏死、开放性骨折、深部穿入伤及有异物存留的非贯通伤等）史，一般潜伏期为 1～4 天。发病急，病情恶化快，初期受伤部位突然胀裂样疼痛，明显肿胀。伤口有血性混浊液体，带有气泡并具有恶臭味。局部皮肤颜色由水肿苍白，继而变为暗红，最后呈现紫黑色，皮下有捻发音，局部肌肉组织广泛坏死。全身中毒症状明显，高热可达 40 ℃，呼吸脉搏持续加快，烦躁不安，严重贫血，甚至出现黄疸和意识障碍。

2.实验室检查

X 线检查常显示软组织间有积气。伤口渗出物涂片染色可发现大量革兰氏阳性粗大杆菌。分泌物培养和厌氧培养有助于诊断。

（二）鉴别诊断

1.组织间积气

可出现在食管和气管因手术、损伤或病变导致破裂逸气，体检也可出现皮下气肿、捻发音等，但不同之处是不伴有全身中毒症状；局部的水肿、疼痛、皮肤改变均不明显，随着时间的推移，气体常被逐渐吸收。

2.兼性需氧菌感染

如大肠埃希菌、克雷伯菌的感染也可产生一定的气体，但主要是可溶性 CO_2 气体，不易在组织间大量积聚，而且无特殊臭味。

3.厌氧性链球菌感染

厌氧性链球菌感染也可产气，病情发展较慢，全身中毒症状较轻。及时切开减压、充分引流，应用抗生素等治疗后，预后较好。

(三)治疗原则

一经诊断，需立即开始积极治疗。

1.抗生素治疗

立即给予大剂量青霉素、甲硝唑、第 3 代头孢菌素等。并根据细菌学检查及药物敏感试验结果、治疗效果调整抗生素的应用。

2.急症清创

尽早彻底清除一切坏死组织，充分引流，解除梗阻，组织减张，改善循环，开放创面，术中和术后用 3%在过氧化氢或 1∶1 000 的高锰酸钾溶液冲洗，或用替硝唑盐水溶液冲洗及湿敷。在手术过程中，不可用止血带。在肌肉广泛坏死伴有严重脓毒血症威胁生命时，应考虑早期截肢术。

3.高压氧治疗

提高组织间含氧量，造成不适合细菌生长、繁殖的环境，可提高治愈率，减轻伤残率。

4.全身支持疗法

包括输血、纠正水与电解质失调、营养支持与对症处理等。

5.血浆置换疗法

对严重感染患者，此法可清除细菌与毒素。

6.其他

严格隔离患者，销毁一切敷料，分别处理器械和用具。

第五节　手术部位感染

手术部位感染是指围术期(个别情况在围术期以后)发生在切口或手术深部器官或腔隙的感染(如切口感染、脑脓肿、腹膜炎)。手术部位感染约占全部医院感染的 15%，占外科患者医院感染的 35%～40%。

一、诊断

手术部位感染包括切口浅部感染、切口深部感染及器官或腔隙感染。其诊断标准分别为以下内容。

(一)切口浅部感染

术后 30 天内发生、仅累及皮肤及皮下组织的感染,并至少具备下述情况之一者:切口浅层有脓性分泌物;切口浅层分泌物培养出细菌;具有下列症状之一:疼痛或压痛、肿胀、红热,因而医师将切口开放者;外科医师诊断为切口浅部感染(缝线脓点及戳孔周围感染不列为手术部位感染)。

(二)切口深部感染

术后 30 天内(如有人工植入物则术后 1 年内)发生、累及切口深部筋膜及肌层的感染,并至少具备下述情况之一者:从切口深部流出脓液;切口深部自行裂开或由医师主动打开,且具备下列症状体征之一:①体温>38 ℃;②局部疼痛或压痛;临床或经手术或病理组织学或影像学诊断发现切口深部有脓肿;外科医师诊断为切口深部感染(感染同时累及切口浅部及深部者,应列为深部感染)。

(三)器官或腔隙感染

术后 30 天内(如有人工植入物则术后 1 年内)、发生在手术曾涉及部位的器官或腔隙的感染,通过手术打开或其他手术处理,并至少具备下述情况之一者:放置于器官或腔隙的引流管有脓性引流物;器官或腔隙的液体或组织培养有致病菌;经手术或病理组织学或影像学诊断器官或腔隙有脓肿;外科医师诊断为器官或腔隙感染。

手术部位感染的发生与在手术过程中手术野所受污染的程度有关。目前普遍将切口分为清洁、清洁-污染、污染、污秽-感染切口 4 类(表 5-1)。这种切口分类是决定是否需进行抗生素预防的重要依据。

表 5-1　手术切口分类

类别	标准
Ⅰ类(清洁)切口	手术未进入炎症区,未进入呼吸、消化及泌尿生殖道,以及闭合性创伤
Ⅱ类(清洁-污染)切口	手术进入呼吸、消化或泌尿生殖道但无明显污染,如无感染且顺利完成的胆道、胃肠道、阴道、口咽部手术
Ⅲ类(污染)切口	新鲜开放性创伤手术;手术进入急性炎症但未化脓区域;胃肠道内容物有明显溢出;术中无菌技术有明显缺陷(如开胸心脏按压)者
Ⅳ类(污秽-感染)切口	有失活组织的陈旧创伤手术;已有临床感染或脏器穿孔的手术

手术部位感染的病原菌可以是内源性或外源性的,大多数是内源性的,即来自患者本身的皮肤、黏膜及空腔脏器内的细菌。最常见的病原菌是葡萄球菌(金

黄色葡萄球菌和凝固酶阴性葡萄球菌）和肠道杆菌科细菌（大肠埃希菌、克雷伯菌属等）；另外，还有肠球菌、铜绿假单胞菌、厌氧菌（主要是脆弱类杆菌）等。

二、治疗原则

手术部位感染的重点在于预防。首先是使用预防性抗生素，其主要适用于Ⅱ类及部分污染较轻的Ⅲ类切口。已有严重污染的多数Ⅲ类切口及Ⅳ类切口属治疗性抗生素应用，应在术前、术中及术后连续使用。

选择抗生素时要根据手术种类的常见病原菌、切口类别、患者有无易感因素进行综合考虑。原则上应选择广谱、有效（杀菌剂而非抑菌剂）、能覆盖手术部位感染大多数病原菌的抗菌药物，并兼顾安全、价廉。

其他预防措施包括作好手术前准备、使患者处于最佳状态；严格遵守手术中的无菌原则，细致操作；毛发稀疏部位无须剃毛，稠密区可以剪毛或用电动剃刀去除，必须用剃刀剃毛时（如开颅手术），应在手术开始前在手术室即时剃毛；不提倡局部用抗生素冲洗创腔或伤口；尽量缩短手术前住院时间等。

第六节　外科抗生素应用原则及选择

一、外科患者抗生素使用的基本原则

外科患者使用抗生素有两个目的：一是预防可能发生的感染，二是治疗已经产生的感染。

预防性应用抗生素的具体适应证包括以下内容。

（1）Ⅱ类（清洁-污染）切口及部分Ⅲ类（污染）切口手术，主要是进入胃肠道（从口咽部开始）、呼吸道、女性生殖道的手术。

（2）使用人工材料或人工装置的手术，如心脏人工瓣膜置换术、人工血管移植术、人工关节置换术、腹壁切口疝大块人工材料修补术。

（3）清洁大手术，手术时间长，创伤较大，或一旦感染后果严重者，如开颅手术、心脏和大血管手术、门体静脉分流术或断流术、脾切除术。

（4）患者有感染高危因素如高龄、糖尿病、免疫功能低下、营养不良等。

对于气管切开、气管插管、保留尿管、中心静脉插管的患者，抗生素对预防相应的肺部感染、泌尿系统感染及全身感染是无效的。预防性抗生素对大多数开

放性伤口一般也是无效的。使用预防性抗生素时,应根据抗生素的抗菌谱有针对性地选择对细菌高度敏感的药物,并保证术区内组织的药物浓度大于致病菌的最低抑菌浓度。

外科患者的治疗性抗生素是在患者有明确外科感染的情况下使用的药物。选择致病菌敏感的药物,并保证感染部位的药物浓度超过致病菌的最低抑菌浓度也是治疗性抗生素使用的基本原则。在未获得致病菌培养及药敏结果前,药物的使用是一种经验性、不确切的治疗;然后应根据细菌培养和药敏结果进行调整。对于轻度感染的患者,可以采用口服抗生素进行治疗;重症感染患者,由于其全身不良反应的影响而无法预测胃肠道吸收情况,使体内药物浓度变得不稳定,因此应该使用静脉抗生素。多数外科感染患者均需要使用静脉抗生素。抗菌药物的剂量一般按体重计算,并结合患者年龄、肝肾功能、感染部位综合考虑。

另外,应注意:当严重感染患者,经积极抗生素治疗 1 周以上,发热等感染症状未减轻时,应考虑合并真菌感染的可能。

对外科感染抗生素治疗停药的一个较好指导原则是根据临床检查确认患者有明显的临床改善,包括精神状态改善、胃肠道功能恢复、自发性利尿等,且白细胞计数正常、体温正常 48 小时或更长后,即可停药。

二、外科患者抗生素的选择及应用

每一类抗生素有不同的作用机制,一般将抗生素分为杀菌和抑菌两大类:繁殖期杀菌剂(β-内酰胺类、万古霉素),静止期杀菌剂(氨基苷类、喹诺酮类、多黏菌素);快速抑菌剂(氯霉素、红霉素、林可霉素),慢效抑菌剂(磺胺、TMP、环丝氨酸)。在未获得致病菌的病原学检查结果前,一般应根据感染部位常见致病菌的种类选择相应敏感的抗生素。对于病原菌未明的严重感染、一种抗生素不能控制的感染或多种细菌引起的混合感染,常需联合用药。联合用药应该注意药物的相互作用,两大类抗生素联合应用可能产生协同、累加、无关和拮抗 4 种结果:一般情况下,繁殖期杀菌剂和静止期杀菌剂合用可以产生协同作用,是最理想的配伍;快速抑菌剂和慢效抑菌剂合用可获得累加作用;繁殖期杀菌剂和快速抑菌剂合用可能产生拮抗,因此两者不能同时使用;其他形式的配合应用,一般不至于发生拮抗作用。

预防性抗生素选用时可参考以下方案:心血管、头颈、胸腹壁、四肢软组织手术和矫形手术,主要感染病原菌是葡萄球菌,一般首选第一代头孢菌素如头孢唑林、头孢拉定;进入腹、盆空腔脏器的手术,主要感染病原菌是革兰氏阴性杆菌,多使用第二、第三代头孢菌素如头孢呋辛、头孢曲松、头孢噻肟；下消化道手术、某些妇产科及经口咽部黏膜的头颈手术易有厌氧菌感染，需要同时覆盖肠道杆菌及厌氧菌，一般在第二、第三代头孢菌素基础上加用针对厌氧菌的甲硝唑，或用同时具有抗厌氧菌活性的哌拉西林；肝、胆系统手术，可用能在肝、胆组织和胆汁中形成较高浓度的头孢曲松或头孢哌酮；对青霉素过敏、不宜使用头孢菌素时，针对葡萄球菌、链球菌可用克林霉素，针对革兰氏阴性杆菌可用氨曲南，或两者联合应用。除非有特殊适应证，万古霉素一般不作预防用药；除非药物敏感试验证明有效，喹诺酮类一般亦不宜用作预防用药(其在国内有很高的革兰氏阴性杆菌耐药率)。下消化道手术，除术中预防用药外，术前 1 天要分次口服不吸收或少吸收的肠道抗菌药物(如新霉素、庆大霉素、红霉素)，并用口服泻剂或灌肠清洁肠道，不需术前连用数天抗菌药物。

静脉使用抗生素时，应注意不同药物的给药方式。青霉素类和头孢菌素类是杀菌作用呈时间依赖性的抗生素，用药间隔时间不能太长，根据感染程度，需要每 4 小时给药 1 次(给药时，通常将其加入 100 mL 液体 30 分钟滴入)。氨基糖苷类和喹诺酮类是杀菌作用呈浓度依赖性的抗生素，具有较长的抗菌后效应，应集中给药，前者宜将全天剂量一次性给予，后者宜分 2 次静脉滴入。

预防性抗生素给药应在手术开始前 15～30 分钟静脉注入，或手术前 30～60 分钟肌内注射。药物的有效浓度应该覆盖整个手术过程，若药物半衰期短，可于术中、术后追加给药；术野污染严重时亦可追加给药。预防性抗生素一般应短程使用，择期手术后不必再用。若患者有明显感染高危因素、应用假体及植入物时，可再用一次或数次。

第六章

腹部损伤

第一节　腹部闭合性损伤

一、诊断

(一)病因

腹壁有直接或间接外伤史。

(二)临床表现

(1)腹壁挫伤有皮下淤血,皮肤青紫;腹壁血肿呈局限性隆起的包块。

(2)患处疼痛,血肿性包块有触痛,不能移动,腹肌收缩时仍能扪及。

(3)单纯腹壁创伤不伴有恶心、呕吐和腹膜刺激征。血肿超过半环线,积血可引起下腹部腹膜刺激征。

(4)随着时间的推移,病情呈逐渐减轻趋势。

(三)实验室检查

白细胞计数可轻度增多或无改变。

(四)辅助检查

(1)腹腔穿刺和腹腔灌洗:有助于鉴别是否合并腹内脏器损伤。

(2)腹部B超检查可探查血肿大小、范围、位置及是否有腹内脏器损伤。

二、鉴别诊断

有无内脏损伤。有下列情况应考虑内脏损伤。

(1)早期出现休克。

(2)有持续性腹痛,伴有恶心、呕吐等消化道症状,并有加重的趋势。

(3)有固定的腹部压痛和肌紧张。

(4)呕血、便血或尿血。

(5)腹部出现移动性浊音。

三、治疗原则

(1)能排除需要剖腹探查的内脏破裂者,可行保守治疗。

(2)不能排除时,可做腹腔穿刺或腹腔灌洗或剖腹探查。

(3)闭合性损伤剖腹探查的适应证包括:①有明确的腹膜刺激征;②有腹腔游离气体;③腹腔穿刺或灌洗呈阳性;④胃肠道出血;⑤持续低血压而难以用腹部以外的原因解释。

第二节 腹部开放性损伤

一、诊断

(一)病因

腹部有锐器、火器、事故等外伤史。

(二)临床表现

(1)腹壁有开放性伤口。

(2)单纯腹壁创伤不伴有恶心、呕吐、腹膜刺激征。

(3)生命体征平稳,病情随着时间的推移有逐渐减轻趋势。

(三)实验室检查

白细胞计数正常或轻度增多,血红蛋白多正常或略低。

(四)辅助检查

(1)腹腔穿刺和腹腔灌洗有助于除外腹内脏器损伤。

(2)腹部B超检查用于除外腹内脏器破裂和腹腔游离体液。

二、鉴别诊断

(1)开放性损伤一般都有内脏损伤。

(2)开放性损伤多合并多发损伤。

(3)伤口不在腹部也可能有腹部损伤。

(4)伤口大小与受伤程度不一定成正比。

(5)伤口与伤道不一定呈直线关系。

(6)有些腹壁切线伤虽然未穿透腹壁,但可能有内脏损伤。

三、治疗原则

(1)清创术,然后一期缝合或延期缝合。

(2)伤口较深、范围较大时放置引流,忌在原伤口上作引流道。

(3)穿透性腹壁损伤,另作切口检查,处理脏器伤后,再对腹壁伤清创。

(4)腹壁缺损较大的可用转移皮瓣覆盖。对不能覆盖者,可用网膜或人造网织物覆盖。

第三节　腹腔脏器损伤

一、肝脏损伤

(一)诊断

1.病因

有肝损伤的原因:肝区直接暴力伤,战时火器伤,平时的刺伤,由胸部穿透伤贯通横膈引起的肝损伤,交通事故等。

2.临床表现

(1)肝包膜下出血和(或)肝实质挫裂伤:肝区疼痛、肝大,腹膜刺激征不明显,疼痛程度逐渐减轻,生命体征逐渐平稳,有时张力很大的肝包膜下血肿会出现迟发性急性腹痛和内出血(伤后数小时、数天甚至更长时间)。

(2)真性破裂:以内出血为主,可有胆汁性腹膜炎表现,右上腹疼痛,可向右胸及右肩放射,腹膜炎由右上腹开始逐渐累及全腹。浅表裂伤出血易自行停止,病情趋于平稳;深在肝破裂,病情加重,逐渐发展为失血性休克;伴有大血管撕裂者致严重出血和胆汁性腹膜炎,早期就出现休克。

(3)腹部平坦或高度膨隆,腹式呼吸减弱或消失,右上腹有局限性压痛或全腹压痛、反跳痛、肌紧张。移动性浊音阳性或阴性,肠鸣音减弱或消失。血液经胆管进入十二指肠时,可出现呕血或黑便。

3.实验室检查

血常规示白细胞计数增多,动态测定红细胞、血红蛋白和血细胞比容逐渐下降。早期或浅表裂伤无明显变化。

4.辅助检查

(1)腹腔穿刺抽出不凝血:腹腔灌洗可见肉眼血性液(25 mL 血可染红 1 000 mL灌洗液),红细胞计数超过 10×10^{9}/L。

(2)腹部 B 超检查:肝包膜下血肿形成或腹腔游离液体。

(3)X 线检查:右膈升高,肝正常外形消失及右胸肋骨骨折。局限于肝裸区的实质破裂引起腹膜后血肿形成,腰大肌影消失。肝损伤诊断明确,伴有休克者,应抓紧时间处理,不必再行 X 线检查。

(4)CT 检查:能更准确揭示肝脏形态、大小、肝实质内出血。

(二)鉴别诊断

(1)肝损伤应鉴别肝内多发损伤。

(2)有严重内出血、休克患者应除外脾损伤和胃十二指肠损伤。

(3)合并肝外胆道损伤、胃十二指肠损伤可有严重腹膜炎。

(三)治疗原则

(1)钝性肝脏损伤或浅表裂伤可试行保守治疗,其指征如下:①血流动力学稳定;②腹部体征轻;③神志清楚;④CT 示创伤小;⑤不伴有其他脏器损伤;⑥CT示创伤随时间延长而改善或不加重。

(2)保守治疗包括卧床休息、控制饮食、止痛、应用抗生素等,借助 B 超、CT 对局部伤情进行动态观察。

(3)肝脏火器伤和累及空腔脏器的非火器伤都应手术治疗,清创,去除坏死组织。常用方法如下:①缝合的同时用吸收性明胶海绵和止血药物填塞或喷涂,适用于单纯肝损伤无肝坏死者。②肝动脉结扎适用于深在而复杂的肝裂伤经缝扎创面血管仍不能控制出血时。③肝切除术适用于肝脏组织严重碎裂;伤及肝内主要血管和(或)胆管;创伤造成大片失活组织;无法控制的出血。

(4)碘仿纱布压迫填塞。

(5)术后引流,应用广谱强效抗生素,支持治疗,保肝治疗。

二、肝外胆管损伤

(一)诊断

1.病因

外伤史:多由穿透伤引起,常伴邻近脏器损伤,如十二指肠、胰腺、大血管等损伤;医源性胆管损伤:有腹腔镜胆囊切除术、胃大部切除术、EST 等手术史。

2.临床表现

(1)右上腹持续性绞痛:随着时间的推移,疼痛程度、范围逐渐扩展,甚至达全腹。

(2)黄疸:胆道部分断裂或误扎时,表现为梗阻性黄疸。

(3)右上腹为甚的弥漫性腹膜炎或右上腹局限性腹膜炎。

(4)严重胆管损伤可伴有休克。

3.实验室检查

白细胞计数明显增多,血清胆红素升高,尿胆红素阳性和血清酶水平升高。

4.辅助检查

(1)腹腔穿刺和腹腔灌洗:抽出胆汁样液体或血性胆汁。

(2)腹部 B 超检查:可见肝外胆管扩张或连续破坏,腹水。

(3)ERCP 或 MRCP 可明确胆管破裂的部位和程度。

(二)鉴别诊断

(1)肝损伤及上腹部多脏器损伤可有内出血,失血性休克。

(2)腹膜后十二指肠和胰腺损伤,早期病情可隐匿,诊断有一定的困难,手术探查应仔细,防止漏诊。

(3)胃和十二指肠前壁损伤可有膈下游离气体,严重的腹膜炎体征。

(三)治疗原则

(1)胆总管破裂:在裂口上方和下方分别另开口,“T”管引流,将短臂放过裂口为支撑,进行修补。“T”管应留置至少半年。

(2)胆总管完全断裂:以“T”管为支架,行胆管两端无张力吻合术。“T”管于吻合口下方 1～2 cm 处,另开口放置,留置 9～12 个月。

(3)不能修补的胆总管断裂时,作胆总管-空肠 Roux-en-Y 式吻合术。低位断裂者,作胆(肝)管十二指肠吻合术,远侧端予以结缝扎。

(4)病情严重或技术尚做不到,无法完成一期修复时,可置“T”管进行引流

3～4 个月后再作修复性手术。

三、脾脏损伤

(一)诊断

1.病因

有外伤史,手术史和病理性脾大病史。

2.临床表现

(1)腹痛:多以左上腹为甚,伴向左肩背部放射。脾挫裂伤被膜下出血,腹痛局限于左上腹。中央型破裂、被膜下破裂、真性破裂以内出血为主要表现。

(2)被膜下出血:可于外伤 1～2 周后发生破裂。

(3)真性脾破裂或延迟性脾破裂:腹痛由左上腹逐渐遍及全腹。

(4)腹膜刺激征:局限于左上腹或全腹。

(5)早期休克:见于粉碎性或累及脾门血管的脾破裂。

3.实验室检查

白细胞计数增多,红细胞计数减少,血红蛋白、血细胞比容下降。

4.辅助检查

(1)腹腔穿刺和腹腔灌洗可抽出不凝血或血性灌洗液。

(2)肛门指诊:直肠膀胱陷凹(或女性直肠子宫陷凹)饱满、触痛。

(3)腹部 B 超检查:可探测脾包膜内出血,腹腔游离液体。

(4)X 线检查:左侧膈肌升高,活动受限。胃右移,横结肠下移,胃大弯有锯齿形压迹(脾胃韧带血肿)是脾破裂征象。

(5)CT 能更准确地揭示脾脏形态、大小、脾实质出血。

(6)腹腔镜检查。

(二)鉴别诊断

1.腹部大血管损伤

早期可出现严重休克,应与脾脏脏面及脾门损伤相鉴别。

2.胃和结肠损伤

可出现腹膜炎体征,在左上腹开放性损伤时出现。

3.胰尾损伤

常和脾损伤伴随发生,术前不易鉴别。

(三)治疗原则

1.中央型破裂、被膜下破裂

可于严密观察下行保守治疗。

2.手术治疗

见于下列情况。

(1)在观察过程中,发现继续出血(48 小时需输血>1 200 mL),或伴有其他脏器损伤。

(2)脾脏中心破裂,脾门撕裂或有大量失活组织,合并其他脏器破裂致腹腔严重污染,高龄及多发伤,情况严重需迅速结束手术者,行全脾切除术。

(3)裂口边缘整齐,破裂局限于脾上极或下极的较小裂口可行保脾手术,可行单纯缝合或部分脾切除术。

(4)脾切除术:病理性脾大破裂,延迟性脾破裂。

(5)小儿脾切除术应同时行自体脾移植。

(6)脾血自体回收。

(7)有条件的医院可用选择性动脉造影,继而用栓塞剂止住脾破裂出血。

四、胃损伤

(一)诊断

1.病因

有外伤史,锐器吞入史,腹部手术史。

2.临床表现

(1)腹部剧痛,由上腹开始,弥漫到全腹。

(2)板状腹。

(3)肝浊音界消失。

(4)胃管引流出血样物。

3.实验室检查

白细胞计数增多,中性粒细胞计数增多。

4.辅助检查

(1)腹腔穿刺可见胃肠内容物样液体。

(2)腹部 B 超检查显示肝肾间隙,小网膜囊内出现无回声带。

(3)X 线检查:膈下出现新月形游离气体影。

(二)鉴别诊断

(1)十二指肠和胰腺损伤病情隐匿,常与胃后壁损伤鉴别困难。

(2)横结肠损伤,腹膜炎症状发生较晚,可与胃损伤相鉴别。

(三)治疗原则

(1)剖腹探查,彻底检查,特别注意胃后壁和大小网膜附着处。

(2)缝合适合边缘整齐的裂口和边缘失活组织修剪后的裂口。

(3)胃部分切除适用于广泛胃损伤。

(4)放置腹腔引流管。

五、十二指肠损伤

(一)诊断

1.病因

外伤史,医源性损伤史,异物损伤史,化学损伤史。

2.临床表现

(1)十二指肠前壁损伤的临床表现同胃损伤相似,甚至更重。

(2)腹膜后十二指肠损伤破裂诊断较困难,伤后有一段病情缓解期,多于数小时后病情恶化。

(3)腹膜后十二指肠损伤破裂可有以下表现:①右上腹或腰部持续性疼痛且进行性加重,可向右肩及睾丸放射;②右上腹明确的固定压痛;③右腰压痛;④腹部体征轻微而病情却不断恶化;⑤血清淀粉酶升高。

3.实验室检查

白细胞计数增多,中性粒细胞计数增多。

4.辅助检查

(1)X线检查:可见腰大肌轮廓模糊,有时可见腹膜后花斑状改变。

(2)B超检查:可见腹膜后积液、血块。

(3)CT检查:显示右肾前间隙气泡更加清晰。

(4)上消化道造影:可见造影剂外溢。

(5)诊断性腹腔穿刺。

(二)鉴别诊断

(1)胃损伤与十二指肠前壁损伤相似,不易鉴别。

(2)胰腺特别是胰头损伤常和十二指肠损伤伴随发生。

(三)治疗原则

(1)单纯修补术:适用于裂口不大,边缘整齐,对合良好无张力者。裂口旁放置腹腔引流,在胃管超过裂口缝合处减压。

(2)带蒂肠修补术:适合裂口较大、不能直接缝合者,可选取一小截带蒂肠管,经修剪后镶嵌缝合缺损处。

(3)损伤肠管切除吻合术:十二指肠第三、第四段严重损伤,不能缝合修补时,可行肠管切除吻合术。

(4)十二指肠憩室化:适用于十二指肠第一、第二段严重损伤或同时伴有胰腺损伤。手术包括损伤修复加幽门旷置术,经上述修复方法或切除吻合无法修复损伤时,加做幽门荷包缝闭及胃空肠吻合。

(5)胰十二指肠切除术:只适用于十二指肠第二段严重破裂累及胰头,无法修复者。

(6)保守治疗:适用于单纯十二指肠壁内血肿,包括胃肠减压、静脉营养支持。

(7)腹腔放置引流管于破裂及吻合处。

(8)应用广谱抗生素和营养支持。

六、胰腺损伤

(一)诊断

1.病因

有穿透伤,钝性伤病史(交通事故、瞬间暴力挤压胰腺)。

2.临床表现

(1)上腹疼痛伴腰部痛,亦可因膈肌受到刺激出现肩部疼痛。

(2)局限性或弥漫性腹膜炎。

(3)腹腔穿刺液淀粉酶极高有特殊诊断意义。但有约30%的胰腺创伤无淀粉酶升高。

3.实验室检查

白细胞计数增多,血尿淀粉酶升高。

4.辅助检查

(1)B超检查:胰腺回声不均和周围积血、积液。

(2)ERCP:常在手术前用来明确有无胰腺横断损伤。

(3)CT检查:有助于诊断及治疗。深入CT检查能够发现细小的横断面损伤和胰腺边缘的细微改变。

(二)鉴别诊断

(1)右上腹外伤常伴有十二指肠损伤。

(2)左上腹外伤应鉴别有无脾损伤。

(三)治疗原则

(1)行剖腹探查手术的患者,在麻醉的同时就应预防性使用抗生素。

(2)怀疑发生胰腺损伤时,必须进行仔细检查,包括切断胃结肠韧带打开后腹膜,按 Kocher 方法探查胰头及十二指肠。胰腺表面及周围的血肿必须切开检查,重点探查胰管有无破损、断裂。

(3)缝合修补,局部引流:包膜完整的胰腺损伤,仅做局部引流,不伴有主胰管损伤的一般裂伤,试行缝合修补。

(4)胰腺近端缝合,远端切除术:适用于胰颈、体、尾部严重挫伤或横断伤。

(5)胰头严重损伤:应行主胰管吻合或胰头断面缝闭或远端胰腺-空肠 Roux-en-Y 式吻合术。

(6)术后充分有效的腹腔引流和胰管引流:烟卷引流可在数天后拔除。胰管引流应维持 10 天以上。腹腔引流液应作淀粉酶的监测,以判断治疗是否有效。

(7)术后应用抑制胰腺及整个消化分泌的药物:如抑肽酶、5-FU、奥曲肽。

(8)术后应加强营养支持。

七、小肠与肠系膜损伤

(一)诊断

1.病因

外伤史:枪击伤、锐器伤、高处坠落、突然减速、手术分离粘连。

2.临床表现

(1)以腹膜炎为主,伴有系膜血管破裂时有失血的表现。

(2)腹痛可限于局部或累及全腹,伴有恶心、呕吐、心悸、口渴等。

(3)腹部膨隆,腹式呼吸减弱或消失。肠鸣音减弱消失。

(4)腹膜刺激征明显,小肠近端破裂可有板状腹。

(5)休克包括病情严重者,肠系膜血管破裂大量出血者。

3.实验室检查

白细胞计数增多,伴大量出血时红细胞计数减少,血红蛋白、血细胞比容下降。

4.辅助检查

(1)X线检查:可有气腹,但膈下游离气体阴性不能除外小肠破裂。

(2)B超检查:可见腹水。

(3)腹腔穿刺和腹腔灌洗术:可抽出黄绿色小肠内容物。

(4)选择性动脉造影、CT检查有时有助于诊断。

(二)鉴别诊断

(1)胃十二指肠损伤:由于化学性刺激,腹膜炎出现较早。

(2)结肠损伤不易与小肠损伤鉴别,多在手术探查时明确诊断。

(3)腹部大血管损伤也可出现腹膜后血肿,应与肠系膜血管损伤鉴别。

(三)治疗原则

1.保守治疗

用于单纯性肠系膜挫伤。

2.横向缝合

边缘整齐裂伤。

3.肠切除

适用于:①缺损过大或纵形裂伤;②多处破裂集中在一小段肠管上;③肠管严重破损;④肠壁内或系膜缘有大血肿;⑤系膜严重挫伤或断裂,或系膜与肠管间撕脱致血运障碍。

八、直肠肛管损伤

(一)诊断

1.病因

有致伤原因:火器伤、异物嵌入伤、医源性损伤(如发生在结直肠镜检时)。

2.临床表现

(1)腹膜反折以上直肠破裂,临床变化同结肠损伤。

(2)腹膜反折以下、肛提肌以上直肠损伤,临床表现:①血液从肛门排出;②会阴部、臀部、股部开放性伤口有粪便渗出;③尿液中有粪便残渣;④尿液从肛门排出。

(3)直肠指诊:指套有新鲜血迹,可扪到低位的破裂口。

3.实验室检查

白细胞计数增多,严重时,红细胞计数减少,血红蛋白、血细胞比容下降。

4.辅助检查

(1)直肠镜检查:可直视低位直肠及肛管破裂。

(2)X线检查:可了解有无骨折和异物存在。

(二)鉴别诊断

膀胱损伤时尿液流入腹腔可在早期引起急性腹膜炎,可有血尿和尿外渗、尿瘘。

(三)治疗原则

(1)直肠和肛管损伤一旦确诊,尽早手术。

(2)一期缝合或切除后端-端吻合,适用于腹膜反折以上、全身和局部情况都好者。

(3)一期缝合或吻合加近端造口,适用于腹膜反折以上、腹腔污染严重者。

(4)腹膜反折以下直肠损伤者,应行乙状结肠造口,污染不重和创伤不大者可行修补加直肠周围引流。

(5)浅表破口及损伤只需要清创缝合。

(6)损伤大而深及括约肌和直肠者,应行乙状结肠造口,清创时注意保护括约肌,伤口愈合后应注意定期扩肛。

(7)应用广谱抗生素。

九、结肠损伤

(一)诊断

1.病因

有外伤史或纤维结肠镜检查史。

2.临床表现

(1)主要是细菌性腹膜炎及全身感染中毒表现。

(2)严重腹痛、恶心、呕吐。

(3)黑便或便血。

(4)腹式呼吸减弱或消失,严重腹胀。

(5)对那些疑有结肠损伤的患者,反复观察病情是至为重要的,应由有经验的医师进行体格检查,每3～4小时检查1次。

3.实验室检查

白细胞计数增多,严重出血至红细胞计数减少,血红蛋白、血细胞比容下降。

4.辅助检查

(1)B超检查:可见腹水。

(2)腹穿或腹腔灌洗术:可抽出粪便或粪臭性液体,或抽出的淡色液证实为粪便性液体,即可确诊。当灌洗液中红细胞计数超过 $100\times10^{9}/L$、胆红素或淀粉酶浓度超过血浆水平、发现细菌或食物残渣时,认为腹腔灌洗试验阳性。

(3)X线检查:可见膈下游离气体,或腹膜后气肿。

(4)疑有结肠损伤者不宜行肠道造影。

(5)CT检查:对侧腹部或背部损伤的患者,三重对照(经静脉、口服、直肠给予造影剂)的CT扫描可明确被掩盖的损伤。

(二)鉴别诊断

小肠损伤与结肠损伤不易鉴别,开放性腹部损伤时,两者可同时发生,而且是多发损伤,手术应仔细探查,防止遗漏。

(三)治疗原则

(1)凡疑有结肠损伤或已确诊者,应行剖腹探查。

(2)决定行开腹探查手术后,应尽快经静脉给予广谱抗生素,抗菌谱应包括肠道革兰氏阴性菌和厌氧菌。

(3)视患者全身状况及局部污染程度和发病时间决定是否能行一期修复或一期切除吻合术,否则应选用外置、造口等二期手术。

(4)术中彻底清除漏出的结肠内容物,大量盐水冲洗。

(5)盆腔放置引流,应用广谱抗生素、补液、营养支持。

第四节 腹膜后血肿及大血管损伤

一、诊断

(一)病因

有外伤史,高处坠落、挤压、车祸等。最常见的原因是骨盆及脊柱骨折,其次是腹膜后脏器(肾、十二指肠、胰腺等)和肌肉、血管等软组织损伤。

(二)临床表现

(1)腹膜后出血,多在探查手术中发现。

(2)有轻微腹痛,腰背痛,腹胀,肠鸣音减少及肠麻痹表现。

(3)晚期出血时侧腹膜和腰部瘀斑有诊断意义。

(4)盆腔巨大血肿时,直肠指诊可摸到柔软有波动感的触痛性包块。

(5)腹部大血管损伤时,伤口大量出血,进行性腹胀和极度休克,病情迅速恶化。多在现场或转运中死亡。

(三)实验室检查

白细胞计数增多,失血多时,红细胞、血红蛋白、血细胞比容下降。

(四)辅助检查

(1)X 线检查示腰大肌影模糊。

(2)腹腔穿刺和腹腔灌洗,穿出血性液体或灌洗液有较多白细胞。

(3)腹部 B 超检查:腹膜腔游离液体,可见其他伴随脏器损伤。

(4)CT 检查有助于诊断,可见腹膜后血肿。

二、治疗原则

(一)保守治疗

包括防治休克和感染,适用于:①实时 B 超检查血肿局限不再继续扩大;②一般情况好,症状轻;③脉搏、血压、体温正常;④白细胞计数正常者。

(二)剖腹探查

血肿继续扩大,病情不稳定,甚至恶化者。

(三)其他

应尽可能明确血肿来源,术中发现上腹部或结肠旁的腹膜后血肿,必须切开探查,以除外有关脏器损伤。

第七章

急性化脓性腹膜炎

第一节　急性弥漫性腹膜炎

一、诊断

(一)症状

主要的临床表现是剧烈腹痛，呈持续性，可伴有恶心、呕吐胃内容物；高热，严重时可有感染性休克。

(二)体检

腹部压痛、肌紧张和反跳痛是腹膜炎的标志性体征，尤以原发病灶所在部位最为明显，若有胃肠或胆囊穿孔可引起“木板样”强直；叩诊胃肠胀气时呈鼓音，腹水较多时移动性浊音(+)；听诊肠鸣音减弱或消失；直肠指检、盆腔有感染或脓肿形成时直肠前窝饱满可及触痛。

(三)实验室检查

白细胞计数及中性粒细胞计数比例增高；病情恶化或机体反应能力低下的白细胞计数不增高，仅中性粒细胞计数比例增高。

(四)辅助检查

1.腹部立位平片

胃肠穿孔时多数可见膈下游离气体；麻痹性肠梗阻时可见包括结肠在内的广泛肠管扩张，并有多个气液平面；如有孤立的扩张肠管，应考虑肠扭转或闭袢型肠梗阻；此外，肠间隙增宽，腹膜外脂肪线模糊不清也是急性腹膜炎的表现。

2.B超检查

可检查是否有胆囊增大，胆管扩张，胰腺水肿、坏死，肝脾实质脏器病变，阑尾炎，腹腔脓肿，腹水，肠系膜血管血栓等。

3.CT 检查

对腹腔实质性脏器病变(如急性胰腺炎、肝脾破裂等)的诊断帮助较大，增强CT 对肠系膜血管病变的诊断意义重大。

4.腹腔穿刺

可根据抽出液的性质来判断病因。胃十二指肠急性穿孔时抽出液呈黄色、混浊、含胆汁、无臭气，可含有食物残渣；急性重症胰腺炎时抽出液中胰淀粉酶含量高；吸出胆汁样液体应为胆囊穿孔或胆道有溢漏；抽出不凝鲜血时，则提示腹腔有出血；急性阑尾炎穿孔时抽出液为稀脓性略带臭气；绞窄性肠梗阻抽出液臭气重；结核性腹膜炎为草绿色透明腹水；抽出液可行涂片或细菌培养。

5.后穹隆穿刺

若怀疑盆腔脓肿，已婚女性患者可行阴道检查或后穹隆穿刺。

二、鉴别诊断

根据病史、典型体征及相关辅助检查，腹膜炎诊断一般比较容易。临床上要区分以下内容。

(一)继发性腹膜炎

病因多为腹腔脏器炎症和感染：急性阑尾炎、憩室炎、急性胆囊炎、急性胰腺炎等；腹腔空腔脏器穿孔、破裂；绞窄性肠梗阻；肠系膜血管栓塞；腹腔内出血；医源性因素：胃肠道吻合口漏、胆瘘、胰瘘、术后腹腔出血、异物残留等。细菌以大肠埃希菌最多见，一般都是混合感染。

(二)原发性腹膜炎

原发性腹膜炎腹腔内无原发性疾病或无感染病灶存在而发生的细菌性腹膜炎，细菌进入腹腔的途径为血行播散、女性生殖道细菌上行性感染、泌尿系统感染直接扩散至腹腔、肠腔内细菌通过肠壁的细菌移位等，最常见的细菌为溶血性链球菌、肺炎链球菌或大肠埃希菌。如晚期肾病、肝硬化腹水、近期有上呼吸道感染者出现急性腹痛和腹膜炎体征，应想到原发性腹膜炎的可能，但必须除外继发性腹膜炎。腹腔穿刺对诊断很有帮助，腹腔穿刺液混浊、无臭味，镜检有大量白细胞，涂片为革兰氏阳性球菌，为原发性腹膜炎渗出液的特点，细菌培养阳性率较高，但容易延误诊断。

(三)结核性腹膜炎

均继发于其他部位的结核病灶，可以是腹、盆腔结核病灶直接蔓延，也可以是肺结核血行播散。多为慢性发病,先有结核病的全身表现,后出现腹部症状。诊断上首先证实有其他部位的结核病灶,结核菌素皮试、腹腔穿刺找结核分枝杆菌有助于诊断,结核性腹膜炎出现腹部并发症如肠梗阻、肠瘘及腹腔脓肿等,则需外科治疗。

三、治疗原则

(一)非手术治疗

对病情较轻或病程较长超过 24 小时,且腹部体征已明显缓解或有减轻趋势者,可行非手术治疗。非手术治疗也可作为手术前的准备工作,包括体位(一般取半卧位)、禁食、胃肠减压、抗感染、补充热量及营养支持、纠正水电解质紊乱及对症治疗。

(二)手术治疗

继发性腹膜炎绝大多数需要手术治疗。

手术适应证:①经上述非手术治疗 6~8 小时后(一般不超过 12 小时),腹膜炎症及体征不缓解反而加重者;②腹腔内原发病严重,如胃肠道或胆囊穿孔、绞窄性肠梗阻、腹腔内脏器损伤破裂、由胃肠手术后短期内吻合口漏所致的腹膜炎;③腹腔内炎症较重,有大量积液、出现严重的肠麻痹或中毒症状,尤其是有休克表现者;④腹膜炎病因不明,无局限趋势。

麻醉多选择全身麻醉或硬膜外麻醉。

手术应做到仔细探查,积极处理原发病,若全身情况不能耐受手术时,只适合作应急处理,彻底清理腹腔,充分引流,术后应保持引流管通畅,选用有效的抗生素,密切观察病情变化,及早发现并发症,并进行相应的处理。

诊断性腹腔镜检查已被广泛应用,特别是不能除外妇科急症。腹腔镜检查除可发现病变外,还可除外某些可疑的病变;对有适应证的疾病,如急性胆囊炎、急性阑尾炎、肝囊肿破裂、宫外孕等还可同时进行腹腔镜手术治疗。

第二节 腹腔脓肿

一、膈下脓肿

膈下脓肿是位于膈肌以下、横结肠及其系膜以上的上腹腔内脓肿。

(一)诊断

1.症状

脓肿形成后可有持续高热、脉率增快、乏力、盗汗、厌食、消瘦等全身症状;脓肿部位可有持续钝痛,有时可牵涉到肩、颈部;脓肿刺激膈肌可引起呃逆;膈下感染可通过淋巴引起胸腔积液、咳嗽、胸痛等;脓肿穿破到胸腔发生脓胸;脓肿严重时,局部可出现皮肤凹陷性水肿,皮温升高。

2.体检

患者胸部下方呼吸音减弱或消失;右膈下脓肿可使肝浊音界扩大。

3.实验室检查

白细胞计数及中性粒细胞计数比例增高。

4.辅助检查

(1)X线检查:患侧膈肌升高,有胸膜反应、胸腔积液、肺下叶部分不张等;膈下可见占位阴影;左膈下脓肿,胃底可受压下降移位;脓肿含气者可有液气平面。

(2)B超、CT检查:对膈下脓肿的诊断、脓肿的大小及定位有较大帮助。

(二)鉴别诊断

急性腹膜炎或腹腔内脏器的炎性病变治疗好转后,或腹部手术数天后出现发热、腹痛者,均应想到本病,进一步应行X线、B超、CT等检查以确定并除外盆腔脓肿及肠间脓肿等。

(三)治疗原则

膈下脓肿一经诊断,都应进行充分引流,积极进行抗感染治疗。

1.经皮穿刺插管引流术

应在B超或CT定位、引导下进行。优点是手术创伤小、可在局部麻醉下施行、一般不会污染游离腹腔和引流效果好等。适应证:与体表贴近的、局限的单房脓肿。

2.切开引流术

术前应常规行B超或CT检查确定脓肿位置。应根据脓肿所在的位置来选择适当的切口,目前最常用的是经前腹壁肋缘下切口和经后腰部切口。

二、盆腔脓肿

(一)诊断

(1)症状可有典型的直肠或膀胱刺激症状,如里急后重、大便频而量少、有黏液便、尿频、排尿困难等，伴体温升高。

(2)体检：腹部多无阳性发现；直肠指检可发现肛管括约肌松弛，在直肠前壁触及直肠腔内膨出，有触痛，有时有波动感。

(3)实验室检查：白细胞计数及中性粒细胞计数比例增高。

(4)辅助检查：腹部B超、直肠B超、CT等检查可帮助明确盆腔脓肿的诊断、脓肿的大小及位置。

(5)后穹隆穿刺：已婚女性患者可行阴道检查或诊断性后穹隆穿刺。

(二)鉴别诊断

在急性腹膜炎治疗过程中、阑尾穿孔或结直肠术后，出现体温下降后又升高，并有典型症状、体征者，均应想到本病，进一步应行X线、B超、CT等检查以明确并除外膈下脓肿及肠间脓肿等。

(三)治疗原则

盆腔脓肿较小或未形成时，可采用非手术治疗。脓肿较大者，需手术治疗。已婚妇女可考虑经后穹隆穿刺后切开引流。

三、肠间脓肿

(一)诊断

1.症状

有化脓性感染症状，并有腹胀、腹痛，可有不同程度的粘连性肠梗阻表现；如脓肿自行破入肠管或膀胱则形成内瘘，脓液随大小便排出。

2.体检

腹部可有压痛甚至扪及包块。

3.实验室检查

白细胞计数及中性粒细胞计数比例增高。

4.辅助检查

(1)X线检查：可发现肠壁间距增宽及局部肠袢积气。

(2)B超、CT检查：可探及较大的脓肿。

(二)鉴别诊断

有典型的症状、体征，可通过X线、B超、CT等检查以明确并除外膈下脓肿及盆腔脓肿等。

（三）治疗原则

非手术治疗包括可应用抗生素、物理透热及全身支持治疗等。若非手术治疗无效或发生肠梗阻时，可考虑剖腹探查并行引流术。如 B 超或 CT 检查提示脓肿较局限且为单房，并与腹壁紧贴，也可采用 B 超或 CT 引导下经皮穿刺插管引流术。

第八章

腹壁、腹膜、网膜和腹膜后疾病

第一节 腹壁疾病

一、脐尿管囊肿和脐尿管瘘

本病之病原学源于胚胎期10～24 mm时，膀胱扩大至脐部，其后膀胱则沿前腹壁下降，在其下降过程中，遗留一细管与尿囊相通。此管道逐渐变细、闭塞、呈一纤维索条自脐部连至膀胱前壁，如其未全闭塞仍有管腔相通，则成为脐尿管瘘，如两端闭塞，中间部分未全闭锁，则有形成囊肿的可能。

(一)临床表现

脐尿管瘘表现为脐部不干，总有稀薄的分泌物。脐尿管囊肿表现为在下腹正中，囊性包块，不随体位变动。

(二)诊断

(1)前下腹壁正中肌肉下深部肿块；如合并感染则出现发热和腹前壁压痛。

(2)如囊肿破溃形成窦道，经窦道造影可显示囊腔。

(3)脐尿管瘘时在脐孔有尿液流出，经脐孔注入造影剂或排泄性尿路造影可显示瘘管，合并感染时出现脐周疼痛。

(4)合并膀胱感染时则有尿路刺激征。

(三)治疗原则

(1)抗生素应用及外科换药控制感染。

(2)感染控制后手术切除囊肿及脐尿管瘘。

二、腹壁硬纤维瘤

腹壁硬纤维瘤是好发于腹壁肌层和筋膜鞘的纤维瘤，故又称腹壁韧带样纤维瘤、带状瘤、纤维瘤病。来源于肌腱及韧带纤维组织的肿瘤，其不发生远处转移，仅在局部浸润生长，手术切除后极易复发，临床较难控制。

(一)诊断标准

(1)腹壁硬纤维瘤表现为腹壁的质硬肿块，其侵犯肌肉及神经时可有疼痛。

(2)其发生原因尚不清楚，与家族性结肠息肉病关系密切，有时是 Gardner 综合征的结肠外表现的一部分(骨瘤、皮肤囊肿、硬纤维瘤及结肠多发息肉)，具有遗传倾向。

(3)B 超、CT 及 MRI 等检查有助于诊断，确诊需靠病理检查。

(二)治疗原则

(1)手术切除是腹壁硬纤维瘤的主要治疗手段，但手术后复发率高，常需要多次手术并造成腹壁巨大缺损。

(2)放射治疗的价值尚不肯定，需要的剂量较大，多与手术、化疗等手段联合应用。

(3)激素拮抗治疗：因硬纤维瘤在妇女中发展快而且有时在绝经后可缩小，故有时可用激素拮抗治疗，常用他莫昔芬、甲羟孕酮等治疗。

(4)抗炎药物：可缓解症状，有时也可见肿瘤缩小或静止。

(5)化疗对硬纤维瘤不甚敏感，治疗药物与其他软组织肿瘤相似。

第二节　腹膜疾病

一、腹膜假性黏液瘤

(一)诊断标准

(1)常由卵巢假性黏液性囊肿或阑尾黏液囊肿破裂引起，是一种低度恶性的黏液腺癌。

(2)有腹痛、腹胀、恶心、呕吐、便秘、腹水等症状。

(3)腹部膨隆，触诊时有揉面感。来自卵巢者在妇科检查时可发现子宫附件有肿块。

(4)腹腔穿刺可抽出黏性胶样物，CT 检查可了解黏液性物质的分布。

(二)治疗原则

(1)手术切除原发病灶。

(2)尽可能清除腹腔内假性黏液瘤及取出黏液状物,清除全部大网膜,必要时清除小网膜。

(3)术中腹腔内置管,术后注入抗癌药物或配合腹腔热疗。

(4)肿瘤复发时可再次手术及腹腔内注射抗癌药物。

二、腹膜间皮细胞瘤

腹膜间皮细胞瘤是源自于腹膜表面间皮细胞的一种肿瘤,临床少见。

(一)诊断标准

(1)良性者表现为局限性生长缓慢的肿瘤,多发生于盆腔,早期无症状,肿瘤长大后有压迫症状。

(2)恶性者呈弥漫性生长,有腹壁紧张、血性腹水等表现。

(3)腹水脱落细胞见大量间皮细胞(>15%)及典型的恶性间皮细胞可以确诊,但阳性率极低,最终诊断依靠组织学检查。

(二)治疗原则

良性者手术切除效果好。恶性者可进行手术切除与腹腔内化疗相结合,但效果不佳。

第三节　肠系膜及大网膜疾病

一、大网膜囊肿

大网膜囊肿病因未明,但大多数囊肿是由淋巴管先天性发育异常或异位生长所致。大网膜囊肿的主要类型为淋巴管囊肿、皮样囊肿、包虫囊肿等。可发生于任何年龄,但以儿童和青少年多见。男性多于女性。

(一)诊断标准

(1)一般无症状,囊肿较大时偶可出现腹部饱胀感,并发扭转或肠梗阻时,可发生剧烈腹痛。

(2)触及无痛性、可移动肿块,多在上腹部。

(3)腹部 B 超检查可判断为囊性肿块,CT 检查可见前腹部囊性、边缘清楚、分隔包块,多可确诊。

(二)治疗原则

手术切除囊肿或连同大网膜一并切除。大网膜囊肿切除后,应仔细探查小网膜囊、胃结肠韧带、肝胃韧带、脾胃韧带和结肠小肠系膜等处有无囊肿,以免漏诊。

二、肠系膜囊肿

肠系膜囊肿是指位于肠系膜、具有上皮内膜的囊肿。绝大多数为良性病变,多因先天性畸形或异位的淋巴管组织发展而成,也有因腹部外伤、淋巴管炎性梗阻或局限性淋巴结退化而形成。

(一)诊断标准

(1)多见于儿童:一般无症状,囊肿增大、发生囊内出血或继发感染时可有隐痛或胀痛。

(2)腹部可触及表面光滑无痛的肿物,一般活动度较大,而且具有规律性:肠系膜根部囊肿的活动度以横向为大,沿右上至左下轴心活动,而上下活动受限;若囊肿位于肠系膜周围者,上下及左右活动范围均较大。

(3)X 线钡餐检查:可表现为肠管受压移位。

(4)B 超和 CT 检查:可确定肿物的部位和区别囊实性,但有时不易与大网膜囊肿相鉴别。

(二)治疗原则

孤立的小囊肿可行摘除术,与肠管关系密切和与系膜血管粘连者,可连同小肠一起切除。

三、肠系膜肿瘤

肠系膜肿瘤是发生于肠系膜组织的少见病,多见于男性,可发生于任何年龄。

(一)诊断标准

(1)多见于成人,临床表现多种多样。较小的肿瘤多无症状,肿瘤较大时可有腹部隐痛或胀痛,恶性肿瘤常伴有食欲缺乏、消瘦乏力、贫血、便血和肠梗阻症状。

(2)腹部可触及肿物,恶性肿瘤多为表面不平、结节状、质地较硬的实性肿物,活动性差,如破溃则可有腹膜炎表现。

(3)X 线钡餐检查：显示肠管受压、移位，如肠壁僵硬、钡剂通过困难或缓慢应考虑有恶性可能。

(4)腹部 B 超和 CT 检查：有助于定位和定性。

(二)治疗原则

(1)良性肿瘤可作肿瘤切除或连同相应的系膜及小肠一并切除。

(2)恶性肿瘤应尽可能作根治切除术，包括周围系膜和小肠，如已有转移可行姑息切除，以预防或缓解梗阻。

(3)术后应根据其病理和生物学特性辅以适当的放疗、化疗、激素治疗及支持治疗等。

四、大网膜粘连综合征

大网膜粘连综合征是指因腹腔炎症或阑尾等腹部脏器手术后，大网膜与周围组织粘连，而导致横结肠功能紊乱，产生轻重不等的类似肠梗阻的症状。

(一)诊断标准

(1)有腹部炎症或腹部手术史。

(2)胃肠功能紊乱：恶心、食后呕吐、腹胀。

(3)横结肠梗阻：便秘，阵发性绞痛，蜷曲侧卧位常可缓解。

(4)腹膜牵拉症状：腹内牵拉感，不能伸直躯干。

(5)下腹粘连处压痛：过度伸直躯干可引起切口瘢痕和上腹深部疼痛。

(6)钡灌肠检查有可能发现右半结肠扩张、固定，横结肠显示局限性、节段性痉挛，钡剂受阻于横结肠且排空时间延长。

(二)治疗原则

对症状明显，影响劳动的患者，可手术切除部分大网膜。

五、大网膜扭转

(一)诊断标准

(1)常有腹部肿物，腹腔炎症或体位突发改变病史。

(2)突发腹部绞痛，逐渐加重，部位多开始于脐周或全腹，逐渐局限于右腹部。

(3)疼痛加剧。

(4)腹部局限性压痛，反跳痛和肌紧张。

(5)需排除急性胆囊炎、急性阑尾炎、小肠扭转和卵巢扭转等疾病。

(二)治疗原则

常需剖腹探查,切除扭转网膜,继发性扭转则需同时治疗原发病。

第四节　腹膜后肿瘤

腹膜后肿瘤主要来自腹膜后间隙的脂肪、疏松结缔组织、肌肉、筋膜、血管、神经、淋巴组织等,并不包括原在腹膜后间隙的各器官的肿瘤。

一、诊断标准

(1)占位症状:早期多无症状,当肿瘤发展到一定程度,出现腹部胀满感;上腹部巨大肿瘤可影响呼吸;如肿瘤内出血、坏死,可突然增大,使症状加重,并伴有剧烈疼痛。

(2)压迫症状:主要为刺激症状。刺激胃产生恶心、呕吐;刺激直肠产生排便次数增加,里急后重感;刺激膀胱产生尿频、排尿紧迫感。压迫肠道、泌尿系统可引起肠梗阻和肾盂积水的症状,压迫或侵犯脏器和神经可引起腹背部、会阴和下肢疼痛,也可出现神经支配区皮肤知觉减退、麻木。压迫静脉和淋巴管引起回流障碍,出现阴囊、下肢水肿,腹壁静脉曲张。

(3)全身症状:体重减轻、食欲缺乏、发热、乏力、恶病质。恶性肿瘤出现症状较早。

(4)患者就诊时多可触及腹部或盆腔肿块,固定而深在。良性肿瘤体征少;恶性肿瘤可出现压痛、腹肌紧张、腹水、下肢水肿等体征,个别可听到血管杂音。

(5)X线胃肠钡餐造影、钡灌肠及泌尿系统造影有助于确定肿瘤部位。

(6)B超检查、CT检查、MRI检查和血管造影对肿瘤的定性和定位有一定的帮助,确诊需作组织病理检查。

二、治疗原则

(1)手术切除是主要的治疗方法。由于本病有易于复发的特点,对于复发者如情况允许应再次行手术切除。

(2)对一些原发的未分化癌、恶性淋巴瘤采用放疗有一定效果,化疗对恶性淋巴瘤有效。

第九章

阑尾疾病

第一节　急性阑尾炎

一、诊断

(一)症状

典型的急性阑尾炎具有转移性右下腹痛的特点：通常先表现为上腹部或脐周疼痛，位置不固定，程度通常不重，为阵发性，常于2～3小时或更长时间后转移并局限于右下腹，疼痛持续性加重。早期单纯性阑尾炎疼痛较轻，转为化脓性阑尾炎后可阵发性加重，坏疽性阑尾炎可有剧烈腹痛，穿孔性阑尾炎可因穿孔致阑尾管腔压力下降而疼痛缓解，又因出现弥漫性腹膜炎而出现全腹痛持续加重。食欲缺乏、恶心、呕吐等非特异性胃肠道症状通常发生较早，有的病例还可能发生腹泻、便秘。疼痛位置因阑尾位置不同而有所不同，如为盲肠后阑尾炎位疼痛可能在侧腰部，盆腔位阑尾炎疼痛可能在耻骨上区，肝下阑尾炎可能疼痛在右上腹，少数异位阑尾炎疼痛可因异位位置而不同。同时患者可以有乏力、头痛、发热、出汗、口渴等全身症状。

(二)体检

通常有固定点压痛，因阑尾位置而异，大部分集中在右下腹麦氏点。炎症早期疼痛范围较小，当炎症扩散到阑尾以外后压痛范围也随之扩大，但仍以阑尾所在位置压痛最明显。当炎症扩散到壁层，有局限性反跳痛、腹肌紧张，如发生阑尾穿孔，可有弥漫性腹膜炎体征，出现全腹压痛、反跳痛、肌紧张、肠鸣音减弱或消失。老人、小孩、孕妇、肥胖、虚弱患者或后位阑尾炎时腹膜刺激征可以不明显。结肠充气试验有助于诊断阑尾炎。腰大肌试验阳性提示阑尾位置较深或在盲肠后位靠近腰大肌处。闭孔内肌试验阳性提示阑尾位置较低靠近闭孔内肌。

直肠指诊触及直肠右前方触痛提示阑尾位于盆腔或炎症已波及盆腔,如触及痛性肿块提示脓肿形成。

(三)实验室检查

血常规化验结果通常表现为白细胞计数及中性粒细胞计数升高。也有部分患者白细胞计数无明显升高,多见于单纯性阑尾炎或者老年患者。盲肠后位阑尾炎症刺激输尿管则尿检可发现红、白细胞。血清淀粉酶和脂肪酶测定以除外胰腺炎,β-HCG 测定以除外异位妊娠所导致的腹痛。

(四)辅助检查

B 超检查可发现阑尾区积液或肿大的阑尾。腹部平片有提示意义的征象包括右下腹小肠扩张、盲肠扩张、阑尾结石、腰大肌边缘消失等。CT 检查可发现阑尾增粗及周围的脂肪垂肿胀,见于 90%左右的急性阑尾炎的患者,另外 CT 可以鉴别阑尾周围炎、阑尾脓肿、阑尾石、其他不正常阑尾,还可除外肿瘤或其他疾病。腹腔镜也开始应用于诊断阑尾炎,能够排除那些由妇产科原因引起的难以与阑尾炎鉴别的疼痛,尤其适用于有手术指征的患者。当诊断困难的急性化脓性阑尾炎难以与其他急腹症鉴别时,可行腹部穿刺,但腹腔内广泛粘连、严重腹胀、麻痹性肠梗阻时应避免腹部穿刺。B 超或 CT 引导下穿刺适用于阑尾脓肿者。

二、鉴别诊断

急性阑尾炎的临床表现一般都很典型,但在育龄期妇女常发生误诊。

(一)盆腔出血

其腹痛一般从下腹部开始,常伴急性失血的症状如头晕、心慌、乏力等,常伴有肛门下坠感。腹部饱满,移动性浊音阳性,常见病因有宫外孕、黄体破裂等。HCG 阳性,近期有停经及阴道流血史,血红蛋白低,B 超检查可发现盆腔积血,腹腔穿刺抽出不凝血,后穹隆穿刺也抽出不凝血。

(二)急性盆腔脏器感染

急性盆腔脏器感染易继发盆腔腹膜炎,但没有典型的转移性右下腹痛的特点,疼痛位置可位于左、右下腹,位置低。感染人群常为已婚妇女,急性发病,多在月经前。

(三)消化道穿孔

既往可有消化道溃疡史,病情进展快,穿孔区域疼痛、压痛明显,腹部肌紧张、反跳痛、肠鸣音减弱或消失等腹膜刺激症状也较明显。立位腹部平片可见膈下游离气体，诊断性腹穿也有助于鉴别。

（四）泌尿系统结石

疼痛多为绞痛，向会阴外生殖器放射，查体可在右侧腰部或输尿管走行区触及压痛点或有肾区叩痛，通常无腹膜刺激征。尿检可查到较多白细胞，B超或X线检查可见结石影或输尿管扩张、肾盂扩张等间接征象。

（五）急性肠系膜淋巴结炎

急性肠系膜淋巴结炎常发生于儿童，有上呼吸道感染史，腹痛出现前有高热，腹部压痛部位偏内侧，与肠系膜根部走行相同，不伴恶心、呕吐，范围较广而且不太固定，可随体位变动，腹肌紧张不明显，肠鸣音活跃。

（六）急性肠憩室炎（Meckel 憩室）

憩室可发生急性炎症，可穿孔致腹膜炎。症状主要是下腹中部及右下腹疼痛，压痛、腹肌紧张。当憩室黏膜含异位的胃黏膜时可发生黏膜溃疡引起慢性疼痛、出血和穿孔。与阑尾炎较难鉴别，通常手术中可以探查诊断。

（七）急性节段性回肠炎

症状与体征与急性阑尾炎相似，但无转移性右下腹痛，通常有过去反复发作病史。发作时为阵发性绞痛，有腹泻和便中带血的症状。患者发热，白细胞计数增高，全身中毒症状较阑尾炎重。

（八）腹型紫癜

腹痛由腹膜或肠系膜广泛出血所致，为阵发性剧烈绞痛，多在脐周或下腹部，多突然发生，无转移性，压痛范围广，无肌紧张。如肠黏膜出血可以有血便，口腔、皮肤可有出血点。

（九）其他

右侧肺炎、胸膜炎时可以刺激第10、11和12肋间神经，出现反射性的右下腹痛。急性胃肠炎可以出现恶心、呕吐和腹泻等消化道症状。急性胆囊炎易与高位阑尾炎相混淆，但有明显的绞痛、高热甚至黄疸。此外还应该与回盲部肿瘤、炎性肠病、结核等鉴别。

三、治疗原则

原则上急性阑尾炎一旦确诊，应尽早手术切除阑尾。因为早期手术既安全、简单，又可以减少近期及远期的并发症。如发展到阑尾化脓坏疽或穿孔时，手术操作困难且术后并发症显著增加。即使非手术治疗可以使急性炎症消退，但日后仍然有70％～80％的患者复发，故阑尾切除是首选方案，可预防复发和继发性腹膜炎。通常认为手术指征包括急性化脓性或坏疽性阑尾炎、阑尾炎并发腹膜炎、小儿阑尾炎、老年人急性阑尾炎、妊娠期阑尾炎并发腹膜炎、阑尾蛔虫。手术切口通常采用右下腹麦氏切口，若诊断上有怀疑可考虑行右下腹经腹直肌切口便于扩大及探查。急性单纯性阑尾炎可行阑尾切除，急性化脓性或坏疽性阑尾炎行阑尾切除后可以考虑置管引流，阑尾周围脓肿已形成则视具体情况行阑尾切除、脓肿引流术。根据解剖部位及局部情况选择顺行或逆行切除阑尾。术中注意保护盲肠壁，防止术后肠瘘。术中、术后进行抗感染治疗。早期单纯性阑尾炎症状不重、有手术禁忌证、发病已经超过72小时或已经形成炎性肿块者可保守治疗，但需密切观察病情变化。保守治疗的主要措施包括选择有效的抗生素（选用抑制厌氧菌及需氧菌的广谱抗生素）治疗及补液治疗。

第二节　慢性阑尾炎

一、诊断

（一）症状

既往多有急性阑尾炎发作史，以后反复发作，常有反射性胃部不适、腹胀、便秘等症状。比较典型症状为右下腹疼痛或其他不适症状，剧烈活动、饮食不当、气候变化或其他原发病致免疫力降低时可诱发。也有部分患者无急性阑尾炎发作病史，反复发作右下腹疼痛，多为隐痛，可合并消化不良、腹泻、腹胀等症状。

（二）体征

右下腹局限性压痛，位置固定，除非急性发作，较少有腹膜刺激征。当局部形成脓肿或有包裹粘连机化时或可触及包块或条索。

（三）实验室检查

血象可正常或偏高，急性发作时通常偏高。

(四)辅助检查

B超、CT等影像学检查或可发现肿大的阑尾或局部包裹粘连等改变。显影良好的钡灌肠可见阑尾充盈不良,管腔不规则、狭窄变细、扭曲固定等表现,局部有压痛。如阑尾充盈正常,但排空延迟至48小时或72小时后仍有钡剂残留,或者充盈的阑尾走行僵硬,位置不易移动,阑尾腔不规则、有狭窄也可作为诊断依据。

二、鉴别诊断

慢性阑尾炎诊断有时困难,急性发作时可有较典型症状同急性阑尾炎,非急性期病史体征可以有多种表现,且需排除其他诊断。

(一)各种盆腔脏器炎

可有相应的特殊病史、症状或查体表现,B超也可发现客观形态学改变。

(二)慢性胆囊炎

通常有急性胆囊炎发作史,疼痛部位偏上腹,伴上消化道不适症状。B超可见胆囊形态改变,通常为结石性。

三、治疗原则

手术切除为诊断及治疗方法,术中发现阑尾增生变厚、扭曲、严重粘连等可证实慢性阑尾炎,另外术后病理检查也可证实慢性阑尾炎的诊断。同时对不典型病例还可探查有无盲肠、结肠、回肠、附件等病变。

第三节　阑尾周围炎及阑尾周围脓肿

一、诊断

(一)症状

通常为急性阑尾炎发作后出现持续高热,右下腹痛,部位可较固定,有时伴有腹胀、腹泻等消化道症状或尿路刺激症状。

(二)体检

右下腹固定点压痛、肌紧张,有时可触及囊性肿块并伴有明显压痛,肠鸣音减弱或消失。

（三）实验室检查

血常规化验结果表现为白细胞计数及中性粒细胞计数升高，尿检有时可见红、白细胞。

（四）辅助检查

B超检查阑尾肿胀或可发现阑尾区积液，也可发现右下腹囊实性肿块。腹部平片有提示意义的征象包括右下腹或全腹小肠扩张积气、盲肠扩张、腰大肌边缘消失等。CT检查可发现阑尾周围蜂窝织炎，脓肿部位、大小、包裹情况，阑尾石，并除外肿瘤或其他疾病。

二、鉴别诊断

（一）各种盆腔脏器炎

可有相应的特殊病史、症状或查体表现，B超也可发现客观形态学改变，但炎症范围较广或形成脓肿包裹后有时难以寻找原发灶。

（二）卵巢囊肿蒂扭转

通常为阵发性绞痛，盆腔检查或B超检查可明确诊断。

三、治疗原则

诊断明确后根据实际情况选择治疗，原则上以保守治疗为主，予以抗炎、禁食水、营养支持。

手术指征为：①非手术治疗7天，炎症未能控制，体温无下降，症状、体征继续加重，脓肿形成；②非手术治疗3天，体温升高，局部症状继续加重，甚至出现休克的早期表现。

手术方式：①脓肿引流＋阑尾切除适用于局部肠管水肿不明显，粘连不重尚可解剖者，但术后肠瘘发生率较高；②单纯脓肿引流适用于肠管水肿明显，粘连重无法解剖者，待引流术后3个月或炎症消退后行阑尾切除手术。

第四节　阑尾黏液囊肿

一、诊断

（一）症状

间断发作慢性右下腹痛的特点，部位可较固定，类似慢性阑尾炎症状。

（二）体检

右下腹触及囊性肿块。急性炎症发作时伴有压痛、腹肌紧张，与急性阑尾炎相同。

（三）实验室检查

急性炎症发作时血常规化验结果表现为白细胞计数及中性粒细胞计数升高。

（四）辅助检查

B超检查阑尾包裹性肿块。钡灌肠可见回盲间隙扩大伴肠间光滑压迹等间接征象。

二、鉴别诊断

与慢性阑尾炎相似。

（一）卵巢囊肿

间断中下腹不适、月经改变、不孕等症状，查体发现附件囊性包块，B超可较明确诊断。

（二）小肠憩室

可伴有消化道不适症状，可伴发憩室炎、出血、穿孔、肠梗阻、内瘘等。腹部平片有时可见含气囊袋或气液面。全消化道造影可鉴别。

三、治疗原则

行阑尾切除术，但是要完整切除囊肿，以防止破裂，如果囊肿破裂，恶性病例可发生腹腔内播散转移。

第五节 阑尾假性黏液瘤

一、诊断

(一)症状

通常无典型症状或类似阑尾黏液囊肿,可腹膜转移,但不转移至肝或淋巴结,腹膜种植后出现隐痛或消化道症状,也可引起肠梗阻。

(二)体检

一般无阳性发现,有时腹部肿块为较大转移灶。

(三)实验室检查

无特异检查。

(四)辅助检查

B超、CT检查阑尾或腹腔内多发包裹性包块。

二、鉴别诊断

同阑尾黏液囊肿相似,但最后确诊要靠病理检查。

(一)妇科囊肿

间断中下腹不适、月经改变、不孕等症状,查体发现附件囊性包块,B超可较明确诊断。

(二)小肠憩室

可伴有消化道不适症状,可伴发憩室炎、出血、穿孔、肠梗阻、内瘘等。腹部平片有时可见含气囊袋或气液面。全消化道造影可鉴别。

三、治疗原则

彻底手术切除所有病灶包括回盲部、已种植器官及组织。若腹腔转移范围广,可以尽量切除或多次切除,减少肿瘤体积,除彻底清除外可再行腹腔药物灌注化疗。

第六节 阑尾类癌

一、诊断

(一)症状

阑尾类癌主要位于黏膜下层,3/4 位于阑尾尖端,少数表现为体、根部增厚。阑尾类癌不出现阑尾腔梗阻时往往无症状,难以诊断,即使出现症状也与急性阑尾炎无法鉴别。

(二)体检

由于类癌体积较小,多数直径<2 cm,一般无阳性发现,有时腹部触及肿块多为较大转移灶。

(三)实验室检查

无特异检查。

(四)辅助检查

B 超和 CT 检查阑尾或腹腔内多发包裹性包块。

二、鉴别诊断

早期诊断困难,最后确诊要依赖病理检查。

三、治疗原则

(1)阑尾类癌<2 cm,局限于阑尾而未转移时,可行阑尾切除术,不需要其他治疗。

(2)阑尾类癌>2 cm,肿瘤位于阑尾根部并侵犯盲肠,侵及阑尾系膜、回盲部,有病理证实的区域淋巴结转移,可行右半结肠切除术。

(3)术中未发现而术后病理证实为类癌者,符合行扩大的右半结肠切除术标准,可再次手术行扩大的右半结肠切除术。

第七节 阑尾腺癌

一、诊断

（一）症状

发病年龄较高，但通常无典型症状，多数表现为急、慢性阑尾炎，晚期病例伴周围侵犯和远处转移。

（二）体检

一般无特征性体征，偶可表现为右下腹压痛，肿瘤晚期时阑尾区可触及肿块。

（三）实验室检查

常无特殊发现。

（四）辅助检查

B超及CT检查可有阳性发现，但临床上常误认为是阑尾炎性包块而延误治疗。钡灌肠可见回盲间隙有不规则占位病变。

二、鉴别诊断

由于症状及体征非特异性，常易与急、慢性阑尾炎混淆。早期诊断困难，多数患者为术中或术后发现，而且有50%患者在发现时已出现局部或远处转移，已属晚期。

三、治疗原则

原则上行根治性右半结肠切除术，同结肠癌；因其易转移至卵巢，女性患者术中需仔细探查附件，必要时应行快速病理检查以明确手术切除范围。

第十章

胆道疾病

第一节　先天性胆管扩张症

一、诊断

(一)症状

典型症状为间歇性梗阻性黄疸、腹部绞痛或钝痛、右上腹包块，但只有15%～40%的患者有以上典型三联征。继发胆道感染时可有持续性腹痛、寒战、高热。

(二)体检

小儿患者有时可触及右上腹包块，成人患者多不明显。

(三)实验室检查

血清胆红素升高，以直接胆红素升高为主。有胆道感染时表现为白细胞计数及中性粒细胞计数升高。

(四)辅助检查

B超和CT检查可明确胆管囊肿的存在及有无合并胆管结石。ERCP或PTC可了解胆管扩张的位置和范围，明确有无胰胆管合流异常，对确定手术方案有帮助。

二、鉴别诊断

继发性肝内外胆管扩张：发病年龄较大，多有胆道系统疾病，如胆管结石、胆管炎性狭窄、胆道或胰腺肿瘤。

三、治疗原则

本病需手术治疗。目前公认最佳的手术方式是囊肿切除，胆道重建。胆道重建多采用可防止食物反流的术式，如胆总管-空肠 Roux-en-Y 式吻合术。以往采用较多的是单纯内引流手术，如囊肿-十二指肠或囊肿-空肠吻合术，因术后易反复发生胆管炎，增加囊肿壁恶变的发生，现已很少采用。

第二节　胆囊结石

一、诊断

（一）症状

反复发作急性胆囊炎、慢性胆囊炎、胆绞痛，常发生于进食油腻食物后。可无临床症状。

（二）体检

急性胆囊炎发作时，可有右上腹压痛、肌紧张、Murphy 征阳性，有时可扪及肿大胆囊。胆绞痛时可无阳性体征。

（三）实验室检查

急性胆囊炎发作时，血常规表现为白细胞计数及中性粒细胞计数增高。

（四）辅助检查

B 超检查可发现胆石光团及声影，胆囊壁厚、毛糙、胆囊肿大或萎缩。

二、治疗原则

有症状的胆囊结石应行胆囊切除术。无症状的胆囊结石在以下情况也应手术治疗：①萎缩胆囊等胆囊无功能；②合并糖尿病；③瓷性胆囊；④直径＞2.5 cm 的胆囊结石；⑤充满型胆囊结石。

第三节　急性胆囊炎

一、诊断

(一)症状

发作性右上腹或剑突下疼痛，放射至右肩背部，伴有恶心、呕吐、畏寒、发热。疼痛常发生于进食油腻食物后。

(二)体检

可有右上腹压痛、肌紧张、Murphy 征阳性，有时可扪及肿大胆囊。

(三)实验室检查

血常规表现为白细胞计数及中性粒细胞计数增高。

(四)辅助检查

B 超检查可发现胆囊壁厚、毛糙、胆囊肿大，常可见胆石光团及声影。

二、鉴别诊断

(一)胃十二指肠穿孔

表现为突发的剧烈腹痛，疼痛起始部位在上腹部，迅速蔓延至全腹，患者多有胃病史。体检可发现有明显的腹膜炎体征。腹部平片可发现膈下游离气体。

(二)急性胰腺炎

突然发作的剧烈腹痛，多位于上腹部或左上腹，腹膜炎体征明显，血清淀粉酶升高。

三、治疗原则

治疗原则包括手术治疗和非手术治疗。非手术治疗的目的是使急性胆囊炎患者的症状得到缓解，以后择期手术，手术时机应在急性胆囊炎症状控制后 6 周以上。非手术治疗主要包括禁食、补液、解痉、止痛、抗炎。施行急症手术的指征有：①急性坏疽性胆囊炎；②有胆囊穿孔、腹膜炎、化脓性胆管炎等并发症；③经非手术治疗症状未见缓解。手术治疗原则上应行胆囊切除术。如胆囊坏疽或粘连严重，切除困难，或患者一般情况差不能耐受手术，可先在介入科放置 PTBD 引流，使胆囊减压，再择期行胆囊切除术；如并发胆管结石或胆管炎应行胆管切开取石或胆管引流。

第四节 慢性胆囊炎

一、诊断

（一）症状

反复发作的右上腹或剑突下隐痛或不适，可伴恶心、呕吐、反酸。

（二）体检

可无体征或仅有右上腹深压痛，无肌紧张和反跳痛。胆囊积脓时可触及肿大胆囊。

（三）实验室检查

血常规和肝功能可在正常范围内。

（四）辅助检查

B 超检查可发现胆囊壁厚、毛糙、胆囊肿大或萎缩，胆石光团及声影。

二、鉴别诊断

胃十二指肠溃疡及慢性胃炎 B 超显示胆囊壁厚或萎缩，内见结石。部分患者应行胃镜检查除外胃及十二指肠病变。

三、治疗原则

原则上应行胆囊切除术。

第五节 肝外胆管结石

原发于肝外胆管的结石称为原发性肝外胆管结石，胆囊结石进入肝外胆管称为继发性肝外胆管结石。

一、诊断

(一)症状

反复发作急性胆管炎,表现为梗阻性黄疸、右上腹或中上腹剧烈绞痛、寒战和高热三联征。

(二)体检

胆管炎发作时,可有右上腹压痛,有时可扪及肿大的胆囊。

(三)实验室检查

胆管炎发作时,可有白细胞计数和中性粒细胞计数升高;血清胆红素升高以直接胆红素升高为主;血清碱性磷酸酶和转氨酶升高。

(四)辅助检查

B超可见肝内外胆管扩张,内有结石;ERCP和PTC有助于诊断。

二、鉴别诊断

(一)胆囊结石合并急性胆囊炎

单纯胆囊结石合并急性胆囊炎可表现为发作性右上腹痛,可有发热,体温一般不超过39 ℃,无黄疸、寒战,血清胆红素、碱性磷酸酶和转氨酶正常。B超提示肝外胆管不扩张,无结石。但胆囊结石患者可继发肝外胆管结石。

(二)肝内胆管结石

也可反复发作肝内胆管炎,表现为右上腹痛及寒战,但一侧或一叶的肝内胆管结石常无黄疸,疼痛较轻,表现为胀痛而非绞痛。早期患者可有肝大,晚期可有肝硬化。B超和PTC有助鉴别诊断。

(三)肝外胆管癌

肝外胆管癌患者发生胆道梗阻时也可发作胆管炎,表现为黄疸、寒战,但腹痛常较轻。B超和PTC有助于鉴别诊断。

三、治疗原则

应手术治疗。原发性肝外胆管结石直径<1 cm,胆总管下端无狭窄者,可行EST;结石直径>1 cm,胆总管下端无狭窄者,可行胆总管切开取石,T管引流术;胆总管下端有狭窄者,可行胆总管切开取石,Oddi括约肌切开成形术或胆总管-空肠 Roux-en-Y 式吻合术。胆囊结石合并继发性肝外胆管结石患者，可行胆囊切除，胆总管切开取石，T 管引流术；或者行腹腔镜胆囊切除，术中胆道镜取石术。

第六节 肝内胆管结石

一、诊断

(一)症状

反复发作急性胆管炎，表现为右上腹痛，疼痛较轻，常为胀痛，伴寒战、发热，一侧或一叶的肝内胆管结石常无黄疸，双侧肝内结石因结石阻塞可出现黄疸。可引起化脓性胆管炎、胆源性肝脓肿、胆道出血等并发症，晚期患者可引起胆汁性肝硬化、门脉高压及肝胆管癌。根据临床表现可分为静止型、梗阻型及胆管炎型，根据结石的分布可分为Ⅰ型(区域型)和Ⅱ型(弥漫型)，Ⅱ型患者结石遍布双侧肝叶胆管内，根据肝实质病变情况，又分为以下 3 种亚型。

Ⅱa 型：不伴有明显的肝实质纤维化及萎缩。

Ⅱb 型：伴有区域性肝实质纤维化及萎缩。

Ⅱc 型：伴有肝实质广泛性纤维化而形成继发性胆汁性肝硬化和门脉高压，通常伴有左右肝管或汇合部以下胆管的严重狭窄。

(二)体检

早期患者可有肝脏不对称肿大，晚期患者可有肝硬化表现。

(三)实验室检查

胆管炎发作时，可有白细胞计数和中性粒细胞计数升高；血清碱性磷酸酶和转氨酶升高。

(四)辅助检查

B 超或 CT 可见肝内胆管扩张，内有结石；MRCP、PTC 及 ERCP 是最可靠的诊断方法。

二、鉴别诊断

(一)肝外胆管结石

也可反复发作胆管炎,表现为右上腹痛、黄疸和寒战、高热,疼痛较剧烈,常为绞痛。B超检查、MRCP和PTC有助于鉴别诊断。

(二)肝内胆管癌

肝内胆管癌患者腹痛常较轻或无,黄疸可为间歇性或无黄疸。B超检查和PTC有助于鉴别诊断。

三、治疗原则

目前尚无有效的非手术疗法。中药治疗对有些病例有效,主要适用于结石直径小,胆道系统无狭窄者。手术治疗的原则为去除病灶、取尽结石、矫正狭窄、通畅引流、防止复发。

手术方式主要有以下几种。

(一)胆管切开取石

多用于急症或重症病例,经肝外胆管盲目地进行器械取石是肝胆管结石术后高结石残留率的重要原因,充分切开肝门部狭窄胆管,必要时切开二级胆管可在直视下取石,术中结合胆道造影或胆道镜可显著降低结石残留率。

(二)肝部分切除术

适应证包括Ⅰ型和Ⅱb型,是最有效的手术方式,要求以肝段、肝叶为单位作规则性切除,以完整切除病变胆管树及引流的区域,包括萎缩的肝叶、段;难以取尽的结石;难以纠正的狭窄或囊性扩张;合并的肝脓肿;合并的肝内胆管癌。

(三)肝门部胆管狭窄修复重建术

(1)胆管狭窄成形、游离空肠段吻合术:适用于肝内病灶和上游狭窄已去除,尚有结石残留或有结石复发可能而胆管下段通畅的病例。

(2)胆管狭窄成形、组织补片修复术:适用于肝内病灶和上游狭窄已去除,结石已取尽且无复发可能,而只存在肝门部胆管轻度狭窄的病例。

(四)肝移植术

适合于肝脏和胆管系统已发生弥漫性不可逆损害和功能衰竭的Ⅱc型肝胆管结石病例。

第七节 急性梗阻性化脓性胆管炎

一、诊断

(一)症状

典型症状为 Reynold 五联征,包括右上腹或剑突下剧烈绞痛、寒战、高热、黄疸、休克、意识障碍,严重者可在数小时内死亡。依据病情分为 4 级。Ⅰ级:单纯急性梗阻性化脓性胆管炎;Ⅱ级:感染性休克;Ⅲ级:肝脓肿;Ⅳ级:多器官功能障碍综合征。

(二)体检

右上腹压痛、反跳痛、肌紧张,有时可扪及肿大的胆囊。有休克者,可有心率快、呼吸快、收缩压持续低于 10.7 kPa。

(三)实验室检查

白细胞计数和中性粒细胞计数升高,严重时可$>20\times10^9/L$。血清胆红素升高,以直接胆红素升高为主,碱性磷酸酶和转氨酶升高,部分患者血培养有细菌生长,常伴有代谢性酸中毒及低钾血症,发生多器官功能衰竭时,则有相应的改变。

(四)辅助检查

B 超可见梗阻部位以上胆管扩张,内可见有结石、肿瘤等梗阻因素。

二、治疗原则

全身支持治疗,积极防治休克:补充有效循环血量,纠正水电解质及酸碱平衡紊乱,应用血管活性药物。发生多器官功能衰竭时,给予相应的治疗保护和支持内脏功能。抗感染治疗:静脉联合应用大剂量有效抗生素。致病菌主要为革兰氏阴性菌,以大肠埃希菌最多见,抗生素宜选择第二代或第三代头孢菌素,可联合应用其他广谱抗生素和针对厌氧菌的甲硝唑。

手术治疗:一旦诊断明确应当机立断行急症手术。手术应简单、有效、快速,目的为解除梗阻、引流胆道,不必强求彻底解除病变。手术方式主要为胆总管探查、T 管引流,手术时必须注意解除引流口以上的胆管梗阻或狭窄,若病变属于肝胆管和胆总管下段双重梗阻，则胆道引流管的上臂必须放置于肝管梗阻部位的上方，手术才能达到目的。对全身情况差，不能耐受手术者，也可行 PTCD；由嵌顿于胆管下段的结石所引起的急性梗阻性化脓性胆管炎，可行 EST 解除梗阻或行鼻胆管引流。

第八节　胆道出血

一、诊断

（一）症状

以感染性胆道出血最多见，常发生在有严重胆道感染或胆道蛔虫的基础上，突发上腹剧痛后出现消化道大出血，经治疗后可暂时停止，但数天至 2 周的时间，出血又复发，大量出血可伴有休克。其次是肝外伤后发生的胆道出血，另外还有医源性的损伤，如肝穿刺组织活检、肝穿刺置管引流、胆道手术及肝手术等。

（二）体检

面色苍白，皮肤、巩膜黄染，右上腹可有压痛，肠鸣音亢进，伴休克时，血压明显下降。

（三）实验室检查

血红蛋白和红细胞计数下降，白细胞计数及中性粒细胞计数升高。

（四）辅助检查

选择性肝动脉造影作为首选的方法可确定出血部位，增强 CT 对出血部位的定位也有帮助。

二、鉴别诊断

胃及十二指肠出血：常有慢性“胃病”史，出血后腹痛常减轻；胆道出血患者常有胆管炎反复发作病史，出血后腹痛常加剧，腹腔动脉造影可明确出血部位。

三、治疗原则

全身支持治疗：补充血容量，应用止血药物，纠正水电解质平衡紊乱，抗生素预防胆道感染，解痉止痛。

经皮选择性肝动脉造影及栓塞术是首选的治疗方法，特别是对病情危重、手术后胆道出血的患者，因为此种情况下实施手术的危险性较大，技术上亦较困难。

当不具备肝动脉栓塞的条件，而有大量出血时，需在较短时间的准备之后，应积极手术探查，术中清除血凝块，解除胆道梗阻，行胆总管引流，根据情况不同，目前常用的控制出血的方法如下。

(1)结扎出血的肝叶肝动脉支，当定位不够明确时，亦可结扎肝固有动脉。

(2)肝部分或肝叶切除术：对于肝外胆管出血，手术可以查清出血的来源，若出血来自胆囊，应行胆囊切除术；若出血来自肝动脉，则应切除或结扎该破溃的肝动脉支，单纯缝合胆管黏膜上的溃疡，一般不能达到止血的目的，很快又再破溃出血。手术时应同时处理胆道的病变，建立充分的胆道引流以控制感染。

第九节　原发性硬化性胆管炎

一、诊断

(一)症状

慢性进行性加重的胆管炎症性狭窄，常有右上腹隐痛或不适，慢性的、持续性的梗阻性黄疸，并有波动，可有皮肤瘙痒、消瘦，部分患者可合并炎性肠病或自身免疫性疾病。

(二)体检

皮肤、巩膜黄染，肝、脾大。病程晚期可有肝硬化体征，如肝掌、蜘蛛痣、腹水等。

(三)实验室检查

血清碱性磷酸酶在病程早期即升高，晚期升高明显，转氨酶升高，血清胆红素升高，以直接胆红素升高为主。血清免疫球蛋白尤其是 IgM 升高，可出现多种自身抗体，外周血嗜酸性粒细胞增多。

(四)辅助检查

有明显梗阻性黄疸的患者,B超和CT均未发现肝内胆管扩张是其特点,ERCP和PTC显示肝内外胆管广泛或局限的节段性狭窄,狭窄段之间胆管呈念珠样扩张,严重时肝内胆管可闭塞。

(五)临床诊断标准

(1)进行性阻塞性黄疸及胆管炎。

(2)胆管壁增厚、弥漫性管腔狭窄。

(3)无胆结石。

(4)无胆道手术史。

二、鉴别诊断

(一)继发性硬化性胆管炎

常有导致胆管硬化的病因,如胆管结石、肿瘤、胆管损伤引起胆管梗阻,炎症反复发作的病史等。

(二)胆管癌

胆管癌患者胆道造影多显示病变部位以上胆道系统的扩张,而原发性硬化性胆管炎的胆管狭窄段以上胆管表现为轻度扩张或无扩张。

三、治疗原则

(一)非手术治疗

可应用皮质激素或免疫抑制剂及对症治疗。

(二)手术治疗

1.弥漫型硬化性胆管炎

胆管的病变遍及整个肝外胆管及主要肝胆管,手术方法通常是切开胆总管,用胆道扩张器尽可能地将其逐步扩大,放置T管引流,晚期病例可行肝移植。

2.节段型硬化性胆管炎

胆管的硬化节段可能发生在肝外胆管或左、右肝管汇合处,肝内胆管可能扩张,应早期行肝门部胆管引流或扩张部胆总管-空肠Roux-en-Y式吻合术,以减少胆管梗阻对肝脏的损害。

第十节　胆管损伤及胆管炎性狭窄

一、诊断

(一)症状

有胆囊切除手术史或胆道探查、肝切除史,早期可有胆漏和(或)胆道梗阻的相关症状及体征,远期主要表现为胆道梗阻和胆管炎的症状,发生于左右肝管汇合部以下的狭窄,常表现为典型的胆管炎三联征:黄疸、右上腹痛、寒战和高热。

胆管损伤分为以下3类。

Ⅰ类损伤(肝内胆管损伤):指位于肝实质内的三级和三级以上肝管的损伤,包括在肝实质外异位汇入肝外胆管的副肝管和变异的三级肝管损伤,以及来源于胆囊床的迷走胆管损伤。

Ⅱ类损伤(肝外胆管损伤):指位于肝脏和胰十二指肠之间的肝外胆管损伤。依据胆道主干损伤的解剖平面将Ⅱ类损伤分为以下4型。

Ⅱ1型:汇合部以下至十二指肠上缘的肝外胆管损伤。

Ⅱ2型:左右肝管汇合部损伤。

Ⅱ3型:一级肝管损伤[左和(或)右肝管]。

Ⅱ4型:二级肝管损伤。

依据胆道主干损伤的病变特征每型损伤分为以下4个亚型。

a:非破裂伤(胆道主干的管壁保持完整的损伤:包括胆管挫伤、缺血性损伤,以及因缝扎、钛夹夹闭或其他原因的原发性损伤性胆管狭窄)。

b:裂伤。

c:组织缺损。

d:瘢痕性狭窄(指胆管损伤后因管壁纤维化而形成的继发性胆管狭窄)。

具体患者的分型由以上两组参数的组合来确定。如 Bismuth Ⅰ型和 Bismuth Ⅱ型胆管损伤均属于Ⅱ1d型。

Ⅲ类损伤(胰十二指肠区胆管损伤):根据胆管损伤部位及是否合并胰腺和(或)十二指肠损伤可分为以下5型。

Ⅲ1型:远端胆管单纯损伤。

Ⅲ2型:远端胆管损伤合并胰腺损伤。

Ⅲ3 型：远端胆管损伤合并十二指肠损伤。

Ⅲ4 型：远端胆管损伤合并胰腺及十二指肠损伤。

Ⅲ5 型：胆胰肠结合部损伤。

（二）体检

有胆瘘时可有急性腹膜炎体征，严重时可有感染性休克，有胆管炎发作时可有右上腹压痛和肝区叩痛。无炎症发作时，可无体征。

（三）实验室检查

血清胆红素升高，以直接胆红素升高为主。血清碱性磷酸酶和转氨酶升高。有胆瘘、胆管炎发作时，白细胞计数和中性粒细胞计数升高。

（四）辅助检查

B 超可见狭窄段胆管壁增厚，管腔变小，其上段胆管扩张。MRCP、ERCP 或 PTC 可准确显示狭窄部位和范围。

二、鉴别诊断

不同类型的胆管损伤与致伤原因密切相关，Ⅰ类损伤致伤原因复杂多样，胆囊切除术、肝切除术、肝胆病变的消融治疗等均可造成肝内胆管损伤；Ⅱ类损伤主要见于胆囊切除术和肝切除术；Ⅲ类损伤主要发生于远端胆管探查术和 EST 术。另外，临床上要与以下疾病相鉴别。

（一）胆管结石

胆管结石可以是胆管炎症性狭窄的病因。胆管狭窄可使胆汁引流不畅，促进结石形成，两种病变常同时存在。ERCP 和 PTC 可显示胆管全貌，了解结石和狭窄段部位。

（二）胆管癌

胆管炎症性狭窄患者多有反复发作胆管炎的病史，黄疸常可有波动。胆管癌患者黄疸常为进行性加重。

三、治疗原则

胆管损伤治疗的目的是恢复或重建胆管的结构和功能，成功的治疗最终需要通过正确的确定性治疗来实现。胆管损伤的确定性治疗包括手术治疗和内镜介入治疗。EST 和放置支架作为确定性治疗方法只适用于少数没有组织损伤的轻微胆管损伤，对于损伤性胆管狭窄或术后胆肠吻合口狭窄则采用球囊扩张或支架置入，但并不能获得满意的长期疗效。外科手术是胆管损伤的主要确定性治疗手段，主要有胆总管-空肠 Roux-en-Y 术吻合术、保留 Oddi 括约肌的修复手术（胆管缝合术、胆管对端吻合术、带血管蒂的组织瓣修补术）、胆管结扎术、肝切除术和肝移植术。决定手术方式的主要因素包括胆管损伤的类型、胆道梗阻的时间、既往胆道修复手术史、肝脏功能的损害程度、患者的全身情况及手术医师的经验等。

第十一节　胆胰肠结合部损伤

一、诊断

（一）病因

一般都有明确的上腹部外伤史或医源性操作经过，后者包括逆行胰胆管造影和（或）Oddi 括约肌切开等。

（二）症状

多数在外伤或操作后 24 小时内出现，早期可有腹痛，常被病因掩盖而被忽视。随着腹膜后感染的加重，体温逐步升高，早期可出现感染中毒性休克。

（三）体征

病程早期无典型体征，偶可出现局限性腹膜炎；病程晚期腹痛和感染加重，严重者可出现休克、多器官功能衰竭。

（四）实验室检查

感染早期可有白细胞计数和中性粒细胞计数升高；发生休克和多器官功能衰竭时，也有相应的改变。

（五）辅助检查

在逆行胰胆管造影过程中发现造影剂外溢；CT 可发现腹膜后积气、胆总管周围组织水肿或积液，偶见非血管结构内造影剂沉积。

二、鉴别诊断

需除外逆行胰胆管造影后产生的胰腺炎和胆管炎，胆红素和淀粉酶升高可明确诊断。当同时合并胆胰肠结合部损伤时,不能鉴别。

三、治疗原则

非手术治疗受到严格限制,在严格禁食、胃肠减压、抑酸、生长抑素和抗生素治疗前提下,密切临床观察一般不超过12～24小时;某些逆行胰胆管造影术中发现造影剂外溢或CT发现腹膜后积气,经鼻留置胆管引流可部分增加保守治疗的成功率,但仍然不能替代手术干预。

早期外科干预能显著降低病死率。术中应充分清创引流和旷置十二指肠(包括胃造瘘、胆总管造瘘、空肠造瘘)以控制和降低感染,增加营养支持。

第十二节 胆道蛔虫症

一、诊断

(一)症状

突然发作的剑突下或右上腹阵发性钻顶样剧烈绞痛,可向右肩背部放射,常伴有恶心、呕吐。合并胆道感染时可有发热。

(二)体检

体征与症状常不对称,无阳性体征或仅有剑突下深压痛。伴有胆道感染或胆道梗阻时可有相应症状。

(三)实验室检查

白细胞计数正常或轻度升高,可有嗜酸性粒细胞计数增多。大便常规可能发现虫卵。

(四)辅助检查

B超是首选诊断方法,可显示胆管内平行强回声光带。纤维十二指肠镜可见十二指肠乳头水肿充血,ERCP可发现胆管内蛔虫影。

二、鉴别诊断

胆囊结石和胆管结石:表现为发作性右上腹或中上腹痛,可有或无黄疸。B超及ERCP检查有助于鉴别诊断。蛔虫如在胆道内死亡,其残骸可在胆管内成为结石的核心，促成胆管结石的形成。

三、治疗原则

非手术治疗适用于无并发症者。解痉镇痛：阿托品 0.5 mg 或山莨菪碱 10 mg，肌内注射，可重复使用；驱除胆道和肠道蛔虫：胆道驱蛔汤，阿苯达唑口服；应用抗生素防治胆道感染；纤维十二指肠镜取虫。

手术治疗的适应证包括：①非手术治疗无效者；②合并胆管结石或急性梗阻性化脓性胆管炎者；③胆道残留蛔虫残骸者。手术方式为胆总管切开取虫，T 管引流术。

第十三节　胆囊息肉样病变

胆囊息肉样病变或称胆囊隆起样病变，是指向胆囊腔内突出的胆囊壁局限性病变。随着 B 超技术的进步，胆囊隆起样病变的检出率明显增加。

胆囊息肉样病变分为两大类：①真性肿瘤包括腺瘤、癌等；②假性肿瘤包括腺肌增生症、胆固醇性息肉、黄色肉芽肿等。

一、胆固醇息肉

（一）诊断

1.症状和体检

大部分患者无症状，可有右上腹或中上腹隐痛不适，合并结石或息肉位于胆囊颈部有较长蒂时，可有胆绞痛。多无体征。

2.实验室检查

多无异常。

3.辅助检查

B 超是首选检查。B 超表现为高回声或等回声团，无声影，不随体位移动。

（二）鉴别诊断

1.胆囊结石

可有发作性右上腹痛或无症状，B 超表现为后方伴声影的强回声光团，有助于鉴别诊断。部分胆囊息肉样病变患者可合并有胆囊结石。

2.其他性质的胆囊息肉样病变

B超是主要鉴别手段。多个小息肉多为胆固醇息肉;单发息肉,直径<1 cm,多为炎性息肉或腺瘤。

3.胆囊癌

早期无特异症状,晚期可表现为右上腹包块、黄疸。早期病变不易鉴别,主要依靠B超检查。直径>1 cm,无蒂,回声不均应考虑胆囊癌。CT表现为隆起样病变、基底较宽,或胆囊壁增厚,囊壁不规则,向腔内外生长的肿物。

(三)治疗原则

有症状的胆囊息肉,原则上应行胆囊切除术;合并有胆囊结石的胆囊息肉样病变也应行胆囊切除术;无症状者,如病变多发,有蒂,直径<1 cm,可定期复查B超随诊;直径>1 cm,基底较宽,边缘不规则,回声不均者,或随诊中直径有增大,形态恶变者,应手术治疗。术中应注意检视胆囊标本,肉眼观察可疑恶性病变者应在术中送冷冻病理检查。病理证实恶性病变时应及时中转开腹行胆囊癌根治术。

二、胆囊腺肌增生症

(一)诊断

胆囊腺肌增生症可分为3型。①弥漫型:整个胆囊壁呈弥漫性增厚;②节段型:在增厚的胆囊壁中出现环状狭窄,把胆囊分隔成相互连通的腔;③局限型(基底型):又称胆囊腺肌瘤,胆囊底部囊壁呈局限性增生。

1.症状和体检

各型均无特异性症状,常合并胆囊结石及胆囊炎,主要表现为胆囊结石和胆囊炎症状,可有反复发作的右上腹痛,大部分患者可无症状。多无体征。

2.实验室检查

多无异常。

3.辅助检查

术前诊断主要依赖于影像学检查,诊断的主要依据是胆囊壁增厚及罗-阿窦显影。B超检查主要表现为明显增厚的胆囊壁内可见点状或小圆形无回声或强回声区,部分可见彗星尾征。CT及MRI较B超有更高的诊断准确率。MRI在显示胆囊壁病变、罗-阿窦显影上均优于CT。

(二)鉴别诊断

1.胆囊结石及胆囊炎

部分患者可合并存在。胆囊炎时有炎症性改变,结合 B 超及 CT、MRI 等影像学检查,有助于鉴别诊断。

2.胆囊癌

早期病变有时影像学鉴别诊断较困难。

(三)治疗原则

目前认为胆囊腺肌增生症,尤其是节段型胆囊腺肌增生症,有恶变可能,一旦考虑胆囊腺肌增生症诊断,对于合并胆囊结石、胆囊炎者,应积极行手术治疗。单纯胆囊切除术是有效的治疗方法,术后标本应常规送病理检查。

三、胆囊腺瘤

(一)诊断

1.症状和体检

大部分患者可无症状,合并有胆囊结石或胆囊炎时可有反复发作的右上腹痛。多无体征。

2.实验室检查

多无异常。

3.辅助检查

诊断主要依靠影像学检查,特别是 B 超检查。B 超能显示胆囊腺瘤的大小、形态、内部血流、基底情况、是否随体位变化、是否合并胆囊结石等,可与其他胆囊息肉样病变鉴别,但常较困难。

(二)鉴别诊断

1.胆囊结石及胆囊炎

部分患者可合并胆囊结石,胆囊炎时有炎症性改变。

2.胆囊癌

B 超可从大小、形态、基底、血流多方面特征加以鉴别,但早期病变有时影像学鉴别诊断较困难。

(三)治疗原则

胆囊腺瘤是胆囊腺癌的癌前病变,一经诊断为胆囊腺瘤应及早手术治疗。手术方式为胆囊切除术。术中应检视胆囊标本,如怀疑恶性病变应送术中冷冻病理检查。如证实为恶性病变应根据肿瘤侵犯深度决定是否中转开腹行胆囊癌根治术。

第十四节 胆道肿瘤

一、胆囊癌

（一）诊断

1.症状和体征

早期可无特异症状体征。晚期可有腹痛、恶心、黄疸、右上腹包块、体重下降。

2.实验室检查

早期病变可无异常。出现黄疸时可表现为血清胆红素升高，以直接胆红素升高为主，碱性磷酸酶和转氨酶升高。肿瘤标记物 CEA、CA19-9 可有增高。

3.辅助检查

B 超和 CT 检查表现为胆囊壁不均匀增厚，囊壁不规则，向腔内外生长的肿物。同时可明确有无肝脏侵犯。

4.胆囊癌的病理分期

（1）Nevin 分期法。Ⅰ期：肿瘤局限于胆囊黏膜内。Ⅱ期：肿瘤侵及肌层。Ⅲ期：肿瘤侵及胆囊壁全层。Ⅳ期：肿瘤侵及全层并合并周围淋巴结转移。Ⅴ期：侵及肝脏及转移至其他脏器。

（2）美国癌症联合会（AJCC）分期法。T_{is}：原位癌。T_1：肿瘤侵及肌层。T_2：肿瘤侵及浆膜层。T_3：肿瘤侵及胆囊外组织或一个邻近器官。T_4：>2 cm 的肝转移，或两个以上脏器转移。

（二）鉴别诊断

良性胆囊息肉样病变：包括胆固醇息肉、胆囊腺瘤、胆囊腺肌增生症等。常无特异症状或体征。B 超或 CT 等影像学检查是主要鉴别手段，但术前鉴别诊断常较困难。有以下特征时应考虑恶性病变可能：单发息肉、直径>1 cm、无蒂或宽基底、随诊过程中肿物逐渐增大等。

(三)治疗原则

以手术治疗为主。病变局限于胆囊黏膜者(Nevin Ⅰ期),可行单纯胆囊切除术;肿瘤侵及深度超过黏膜层(Nevin Ⅱ、Ⅲ、Ⅳ期),应行胆囊癌根治术,手术范围包括胆囊切除、距离胆囊床 2 cm 以上的肝组织切除、肝十二指肠韧带淋巴组织清扫;胆囊癌扩大根治术包括在胆囊癌根治术的基础上,加行肝叶切除、胰十二指肠切除术等,因手术风险大,治疗效果尚有待观察,应慎重采用。肿瘤晚期不能切除时,可行肝总管-空肠 Roux-en-Y 式吻合术或胆管支架置入术解除胆道梗阻。如肝门部胆管侵犯无法行减黄手术可仅行 PTCD 外引流术。胆囊癌对放疗有一定敏感性,可在术后加行放疗,晚期病例无法手术者也可选择放疗。胆囊癌对化疗药物普遍不敏感。

二、肝外胆管癌

(一)诊断

根据肿瘤发生的部位,肝外胆管癌可分为 3 种。①上段癌:又称肝门部胆管癌、高位胆管癌、Klatskin 瘤,肿瘤位于左右肝管分叉部累及分叉以上的左右肝管;②中段癌:肿瘤位于胆囊管与十二指肠上缘之间的胆管;③下段癌:肿瘤位于十二指肠上缘与十二指肠壶腹之间的胆管。

1.症状

表现为进行性加重的梗阻性黄疸,皮肤瘙痒,陶土样大便,右上腹或剑突下胀痛或不适,疼痛可向后背部放射,食欲缺乏,体重下降。发生于一侧肝管的高位胆管癌可无黄疸。伴有胆道梗阻时可有高热、寒战。

2.体检

皮肤、巩膜可见黄染。有时可触及因淤胆而肿大的肝脏。中、下段胆管癌患者可触及肿大的胆囊。

3.实验室检查

血清胆红素升高,以直接胆红素升高为主,碱性磷酸酶、转氨酶和转肽酶升高。肿瘤标记物 CEA、CA19-9 可有升高。

4.辅助检查

B 超和 CT 可提示胆管腔内占位病变,病变以上胆管扩张。CT 可同时行相关重要血管重建成像,了解肿瘤侵犯情况,进行手术前可切除性评估。ERCP 和 PTC 检查可明确病变部位及范围。对胆管下段癌 ERCP 同时可行脱落细胞学检查或内镜下超声检查,对提高诊断率有帮助。ERCP 放置胆管支架或 PTCD

除有诊断意义外，可同时行胆道引流，进行术前减黄治疗。

（二）鉴别诊断

1.胆总管结石

多有右上腹痛，黄疸多呈波动性。B超可见胆管内强回声光团，后方伴声影。ERCP和PTC检查有助于鉴别诊断。

2.壶腹癌

表现为无痛性梗阻性黄疸，可有波动。大便潜血可阳性。十二指肠镜可发现壶腹肿物。

3.胰头癌

表现为进行性无痛性梗阻性黄疸。B超和CT可提示胰头肿物，ERCP和PTC显示胆管下段狭窄或受牵拉移位。

（三）治疗原则

胆管癌的治疗应以手术治疗为主，辅助以放疗、化疗。高位胆管癌的手术切除范围包括十二指肠上方的肝外胆管、胆囊、肿瘤近端胆管、肝十二指肠韧带内淋巴组织，如肿瘤侵犯肝内胆管，可能行半肝切除术，行肝管-空肠Roux-en-Y式吻合术。中段胆管癌可行胆管癌切除、肝管-空肠Roux-en-Y式吻合术；为保证断端切净肿瘤，应尽量在高位和低位切断胆管，可在术中将胆管断端送快速病理检查。低位胆管癌可行根治性胰十二指肠切除术；对晚期患者可行姑息性胆总管-空肠Roux-en-Y式吻合术，也可经内镜或PTC行胆总管置管引流或胆道支架置入术。对肿瘤侵犯广泛无法手术切除者，可行放疗。放疗也可作为术后的辅助治疗。胆管癌对化疗药物效果不明显。

第十一章

胰腺疾病

第一节　急性胰腺炎和慢性胰腺炎

一、急性胰腺炎

(一)诊断

1.病因

发病前常有暴饮暴食、进油腻饮食、酗酒或药物服用史或有胆结石病史。

2.症状

(1)急性腹痛是急性胰腺炎的主要症状,疼痛的位置与病变部位有关,强度与病变的程度相一致,可放射到左、右肩部及腰部,腰部常呈束带样疼痛。

(2)腹胀:常与腹痛同时存在,一般较重,伴有肛门停止排气、排便。

(3)恶性呕吐:发作早、频繁,以后逐渐减少,呕吐后腹痛不缓解。

(4)全身症状:可有轻度发热,重症胰腺炎可有高热、心动过速、呼吸急促甚至休克等表现。少数患者出现消化道出血或黄疸等症状。

3.主要体征

(1)皮肤巩膜可伴有黄染。

(2)轻型有轻度腹胀,上腹正中、偏左有压痛,无腹膜炎体征。

(3)重症坏死型可有心动过速、呼吸急促、血压下降甚至出现休克,腹部出现腹膜炎体征,腰部出现 Grey-Turner 征和 Cullen 征。

4.化验检查

(1)血尿淀粉酶增高,但增高的程度与病变的程度不成比例。其他胰酶如脂肪酶、弹力蛋白酶等亦有升高。

(2)白细胞计数可有不同程度增高。

(3)血钙降低,如低于 2 mmol/L 提示病情严重。

(4)血糖轻度升高,若在长期禁食情况下仍超过 11 mmol/L 提示胰腺广泛坏死,预后不良。

(5)动脉血气分析是动态监测指标,可以诊断早期呼吸功能不全。

5.影像学检查

(1)B 超检查是急性胰腺炎的首选手段,但作用有限,对急性坏死性胰腺炎不能作为诊断依据,对假性囊肿形成的诊断有很大帮助,但对胰腺脓肿的诊断价值差。

(2)CT 检查能对急性胰腺炎诊断、病情的发展及感染的判断做出正确的评价。

(3)腹部 X 线检查:提示结肠、胃胀气,胸腔积液。

(二)鉴别诊断

急性胰腺炎需与心绞痛、心肌梗死、消化道穿孔、急性胃肠炎和机械性肠梗阻等疾病相鉴别。

(1)心肌梗死常伴有心前区不适、心悸、心慌、胸闷等症状,心肌酶谱可升高,心电图检查有异常表现。

(2)消化道穿孔时淀粉酶轻度升高,多数患者有胃病或溃疡病史,体检可发现明显的腹膜炎体征,立位腹部平片可发现膈下游离气体。

(三)病程分期

全病程大体可以分为 3 期,但不是所有患者都有 3 期病程,有的只有第 1 期,有的有 2 期,有的有 3 期。

1.急性反应期

自发病至 2 周,可有休克、呼吸功能障碍、肾功能障碍和脑病等并发症。

2.全身感染期

发病 2 周至 2 个月,以全身细菌感染、深部真菌感染或双重感染为主要临床表现。

3.残余感染期

时间为发病 3 个月以后,主要临床表现为全身营养不良,存在后腹膜或腹腔内残腔,常常引流不畅,窦道经久不愈,伴有消化道瘘。

(四)治疗原则

应针对不同的患者、不同的病因和病期制订不同的治疗方案。要区分是水肿型还是坏死性胰腺炎；在急性坏死性胰腺炎中要区分急性胆源性胰腺炎及非胆源性胰腺炎。在胆源性胰腺炎中要区分胆道梗阻型及非梗阻型。胆道梗阻型患者要作急症手术，以解除胆道梗阻并引流小网膜腔；对非梗阻型患者先行非手术治疗，待胰腺炎症状消除后再作胆道手术。在非胆源性胰腺炎中，则要区分坏死组织是否存在感染。未感染者与急性水肿型胰腺炎相同，首先是胰腺处于“休息”状态，减少对胰腺的刺激，抑制胰酶分泌，控制胰腺炎症的发展，同时加强支持疗法，纠正水解质平衡。若发生感染则应作后期引流手术。对于坏死组织已感染者，则应作手术治疗，至于手术时间的选择，应先作加强监护治疗，观察 12 小时，若治疗反应不佳，病情恶化则及时手术治疗。

1.非手术疗法

(1)禁食。

(2)胃肠减压：常规放置胃管减压，对于腹胀严重、肠道积气积液明显者，可放置约 3 m 长空肠减压管，能有效缓解腹胀，降低腹腔内压力、肾血管灌注的压力，改善肾灌注。

(3)抗胰酶药物：①胰酶抑制剂，如奥曲肽或施他宁；②胰酶对抗剂，如加压酯等。

(4)补充容量及纠正电解质，包括晶体及胶体，特别应注意补充 K^{+}、Ca^{2+}，纠正酸碱失衡。

(5)营养支持：早期营养不能通过胃肠道进入，可给予全肠外营养支持。急性反应期过后可进行流食或放置空肠营养管，给予肠内营养。

(6)预防感染：早期宜选用广谱抗生素，以后应针对培养出的菌种及其敏感试验选用抗生素。病情平稳后迅速停药。

2.感染灶的引流

对于胰周积液伴有感染者，首选介入方法引流，在 CT 引导下放置引流管，同时建立引流通道。对于引流不通畅的，有条件者可行经皮肾镜或胆道镜清创引流术，或应及时手术治疗，以免耽误手术时机。

(1)引流指征及时机的选择。①介入引流指征：胰腺坏死并发感染，积液已经包裹局限者。②判断方法：CT 引导下细针穿刺和临床判断。临床判断指标：$T>38.5$ ℃；白细胞计数升高，$>15\times10^{9}/L$；体检有明显腹膜炎体征；腹膜刺激症状超过两个象限。

(2)手术切口的选择：术前诊断明确者，选择上腹肋下弧形切口；术前诊断不能肯定者，选择上腹正中切口，必要时加作左侧肋下横切口。

(3)腹部探查顺序。

探查胰腺情况:切开胃结肠韧带,分离胃后壁与胰腺粘连,显露胰腺,依次探查胰头、体、尾部,然后再沿胰体下缘分离,显露胰体尾部的深面,注意探查全部,再沿十二指肠及胰头探查胰头后面。

探查胰外区:包括小网膜囊、肠系膜血管根部、两侧结肠后、两肾周围,特别注意探查结肠后及肾周围,将结肠脾区及肝曲游离下来。

选择手术方法:①腹腔灌洗术适用于诊断为非胆源性急性坏死性胰腺炎无感染、腹腔渗液较多者,其目的是稀释、引流腹腔内酶性渗液。②小网膜持续灌洗引流术适用于胰腺周围脂肪或胰腺被膜坏死,胰腺被膜下出血及晚期胰腺脓肿。③坏死组织清除术主要针对散在的、较表浅的胰腺实质坏死和晚期坏疽。④胰腺规则切除术包括左胰腺切除术、胰腺次全切除术和全胰切除术,主要用于胰腺的实质性坏死,病变深在而较为集中、面积较大的严重坏死性胰腺炎病例。⑤腹膜后引流术主要在腹膜后脓肿形成,需引流时使用。⑥对于重症胰腺炎开腹清创引流患者,建议同时行空肠造瘘术,术后给予肠内营养。

对于暴发性胰腺炎,腹腔高度腹胀,压力增高>25 cmH_2O,出现腹腔间隔室综合征,表现为急性肾衰竭和 ARDS 者,应行手术减压以降低腹腔压力,改善肾脏血供和呼吸功能。对于有胆道感染者,加作胆总管引流。需作空肠营养性造瘘术,必要时敞开手术切口,以降低腹腔压力,可使用 3 L 营养袋覆盖腹部切口。

急性胰腺假性囊肿:囊肿长径<6 cm,无症状,不作处理,随访观察;若出现症状或体积增大或继发感染则需要手术引流或经皮穿刺引流,如果穿刺引流不畅,则改行手术引流;囊肿>6 cm,经过 3 个月仍不吸收者,作内引流术,术前可行 ERCP 检查,明确假性囊肿与主胰管的关系。对于因症状出现或体积增大,不能观察到 3 个月的患者,在行手术治疗的时候,可以根据术中情况决定是否作内引流,如果囊肿壁成熟,囊内无感染、无坏死组织,则可行内引流术,否则作外引流。

3.营养支持

第一阶段(发病初期):全肠外营养支持。

第二阶段(发病 2 周左右):肠外营养逐步过渡到肠内营养支持。

第三阶段(急性期后):全肠内营养支持。

4.急性假性囊肿的处理原则

(1)囊肿<6 cm,无症状,不作处理,随访观察;有症状,发生感染或体积增大则作外引流术,或经皮穿刺引流术。

(2)囊肿>6 cm,作B超、CT、MRI检查证实无感染坏死组织者,可作经皮穿刺引流术。

(3)囊肿经过3个月仍不吸收者,作内引流术。

5.胰腺假性囊肿内引流术

(1)经胃镜行胃-囊肿内引流术:利用胃镜超声定位,明确囊肿与胃粘连最致密处,插入导丝,放置支架管。

(2)腹腔镜下行空肠-囊肿Roux-en-Y式吻合术:经腹腔镜探查腹腔,明确囊肿部位,选择最低处,楔形切除囊肿壁,直径约3 cm,距Treitz韧带25 cm处,离断空肠,将远端空肠拉至囊肿切口处,行空肠-囊肿端侧吻合术。再行空肠-空肠端侧吻合术。

(3)腹腔镜下行胃-囊肿内引流术:腹腔镜下打开胃前壁,选择囊肿向胃突出处,楔形切除胃后壁与囊肿壁,直径约3 cm,标本送冷冻病理证实为假性囊肿后,全层间断缝合胃后壁和囊肿壁,观察无渗血,再关闭胃前壁。

二、慢性胰腺炎

慢性胰腺炎是由多种原因所致的胰腺弥漫性或限局性炎症。由于炎症持续不断地发展,导致胰腺发生了一系列复杂、不可逆的损害,并在临床上表现出内、外分泌功能进行性衰退及各种临床症状。

(一)诊断

1.症状

腹痛、消瘦、糖尿、脂肪痢称作慢性胰腺炎的“四主症”。

(1)腹痛:反复发作,逐渐加重,间歇期变短,最终呈持续性疼痛状态,常有特殊体位,称作“胰腺体位”。晚期由于胰腺组织破坏严重,部分患者疼痛症状可完全消失。诱因:饱食、劳累、饮酒。

(2)恶心、呕吐:多为腹痛发作时的伴随症状。如呕吐严重,注意有无消化道梗阻的可能。

(3)体重减轻、消瘦。

(4)腹泻:为慢性胰腺炎的晚期症状,提示胰腺外分泌腺体破坏达90%以上。常表现为脂肪泻。

(5)糖尿病:为晚期症状。

(6)黄疸:约20%的患者出现该症状。

(7)腹部肿块。

(8)恶性变。

2.辅助检查

(1)实验室检查。

血、尿胰酶测定:急性发作时,血、尿淀粉酶升高。血清同工酶、胰蛋白酶、脂肪酶、弹力蛋白酶Ⅰ可同时升高。晚期,上述酶值下降。

粪便显微镜检查:可见脂滴和未消化的肌肉纤维。

尿NBT-PABA试验:正常人PABA回收率为72.9%±6.9%;胰外分泌功能不全时PABA回收率降至51.4%±11.3%。

胰泌素试验:呈现胰液分泌减少,碳酸氢盐浓度下降,淀粉酶值低于正常。

糖耐量试验:约70%的患者糖耐量试验异常,其中50%呈糖尿病曲线。

促胰酶素-胰泌素联合试验:胰液分泌量减少,最高碳酸氢盐浓度下降,淀粉酶值降低。三项值均出现异常者提示为严重的慢性胰腺炎。

(2)影像学检查。

B超检查:胰腺弥漫性或限局性肿大,有时胰腺轮廓不整,与胰腺癌类似;胰腺内部回声不均,可见不均的光点、光斑;胰管扩张;胰腺囊肿;合并胆道梗阻者可见胆管扩张。

CT/MRI检查:CT显示胰腺增大或缩小、轮廓不规则、胰腺钙化、胰管不规则扩张或胰周胰腺假性囊肿等改变。MRI对慢性胰腺炎的诊断价值与CT相似,但对钙化和结石逊于CT。

胰胆管影像学检查:是诊断慢性胰腺炎的重要依据。轻度慢性胰腺炎:胰管侧支扩张/阻塞(超过3个),主胰管正常;中度慢性胰腺炎:主胰管狭窄及扩张;重度慢性胰腺炎:主胰管阻塞,狭窄,钙化,有假性囊肿形成。胰胆管影像学检查主要方法有ERCP和MRCP。

内镜超声(EUS):对慢性胰腺炎的诊断优于腹部B超,诊断敏感性达80%。声像图表现主要有胰实质回声增强、主胰管狭窄或不规则扩张及分支胰管扩张、胰管结石、假性囊肿等。

3.诊断标准

在排除胰腺癌的基础上,建议将下述4项作为慢性胰腺炎的主要诊断依据。

(1)典型的临床表现(腹痛、胰腺外分泌功能不全症状)。

(2)病理学检查。

(3)影像学上有慢性胰腺炎的胰胆管改变征象。

(4)实验室检查有胰腺外分泌功能不全的依据。

(1)为诊断所必须;(2)阳性可确诊;(1)+(3)可基本确诊;(1)+(4)为疑似患者。

(二)鉴别诊断

需与慢性胰腺炎鉴别的主要疾病有消化道溃疡、胆道疾病、胰腺肿瘤、肠源性慢性腹泻、肝脏疾病等。

(三)治疗原则

1.内科治疗

(1)进低脂易消化饮食,切勿暴饮暴食,严格禁酒。服用胰酶替代药物,补充多种维生素以弥补胰腺外分泌不足。

(2)给予适量制酸剂和抗胆碱能药物。高血糖者,应用适量胰岛素或降糖药物。

(3)急性发作时按急性胰腺炎治疗。

(4)中医中药治疗。

(5)疼痛的治疗。

一般治疗:对轻症患者,多数情况下戒酒、控制饮食便可使疼痛减轻或暂时缓解。

止痛药物:使用抗胆碱能药物对轻者可能达到止痛效果,疼痛严重者可用麻醉镇痛药。

抑制胰酶分泌:胰酶制剂替代治疗能缓解或减轻腹痛,生长抑素及其类似物、H_2受体拮抗剂或质子泵抑制剂对减轻腹痛有一定疗效。

抗氧化剂:对于酒精性慢性胰腺炎患者,应用抗氧化剂(如维生素 A、维生素 C、维生素 E、硒、甲硫氨酸)后可缓解疼痛。

对于疼痛顽固剧烈,药物治疗无效者,可在 CT、EUS 引导下作腹腔神经丛阻滞治疗,对合并有胰管狭窄、胰管结石,可在内镜下做相应治疗。

如上述方法无效时,应考虑手术治疗。

2.内镜治疗

慢性胰腺炎的内镜治疗主要用于胰管减压,以缓解胰性疼痛,提高生活质量。有胰管结石者可切开取石;并发胰腺假性囊肿者可作内镜下引流术或胰管支架置入。

3.外科治疗

(1)慢性胰腺炎的手术适应证:①各种治疗难以控制的顽固性腹痛;②合并

梗阻性黄疸、胆结石者;③直径>5 cm的胰腺囊肿、胰腺脓肿、胰瘘;④不能除外癌的诊断;⑤合并十二指肠、结肠梗阻;⑥胰性胸腔积液、腹水;⑦胰源性门脉高压症。

(2)手术方式的选择:胰管减压手术包括以下几种。

胰管口成形术适应证:①合并胆道下端狭窄的胆源性慢性胰腺炎;②胰管口局限性狭窄;③行胰管空肠吻合后,胰头部引流不充分;④胰管口结石嵌顿,经胰腺无法取出。胰尾切除、胰腺空肠吻合术:适用于胰体尾胰管扩张者。胰尾切除、胰腺空肠内植入吻合术:适用于胰腺炎性纤维化,胰体萎缩者。胰管空肠侧-侧吻合术:适用于胰管全程扩张,直径>8 mm者。保留十二指肠的胰头切除术:识别和保留胃十二指肠动脉的后支以保证十二指肠、胰内胆总管和胰十二指肠槽的血液供应,于门静脉和肠系膜上静脉处切断胰腺颈部,同时切除一小部分沿十二指肠内侧的胰腺组织。该术式与其他术式相比效果更优,疼痛缓解率为80%~85%,并且可维持5年。胰头局部切除联合纵向胰肠吻合术:该术式不切断胰颈部,保留胰颈部及胰头后囊。该术式保留胰头后囊和胰颈,避免了胰腺后部静脉丛的问题,降低手术风险。局部切除的胰头通过胰头尾部剖开的主胰管与Roux-en-Y空肠支吻合,术后无胰瘘发生,术后短期和长期疼痛缓解率与胰十二指肠切除术和DPPHR相当。

胰腺切除术适应证:①胰腺限局性炎症,但胰管无明显扩张或节段性、多发性狭窄;②难以与胰癌鉴别的肿块;③与主胰管不相通的局限性、多发性小囊肿;④合并出血的假性囊肿;⑤合并脾大、区域性门脉高压症;⑥已行其他手术,术后腹痛持续或复发。

对于顽固性腹痛药物治疗无效者,排除药物依赖因素后可考虑行腰胸交感神经切除、胰腺周围神经切断等。

并存症的治疗:如胆结石,胆道狭窄,Oddi括约肌狭窄等的治疗。

(3)术前准备:①增加营养支持,可经鼻置空肠营养管给予肠内营养,给予胰酶替代剂促进肠道营养吸收。②纠正贫血、脱水和电解质紊乱,适量输全血和血浆,以纠正低蛋白血症。③术前有黄疸者,应注意进行保肝治疗,并控制因黄疸导致的凝血机制障碍,有胆道梗阻者,术前胆红素>16 mg/L者,应先行减黄治疗。④有糖尿病或其他并发症者,应给予适当治疗,待症状得到控制后方可进行手术治疗。⑤麻醉宜采用气管插管静脉复合麻醉或持续硬膜外麻醉。

(4)手术中应注意:①根据胰腺病变的部位和胰管扩张的程度,选择不同的手术方式。②当发现胰腺局限性坚硬病灶时,应进行细针穿刺活检或切取部分组织活检以明确是否恶性病变。③对胰管内结石,应彻底清除沉淀物,做到充分减压。④行保留十二指肠的胰头切除时,应注意保留胃十二指肠动脉的后支以保证十二指肠血供。⑤胰腺残端,胰管边缘的出血,应用细丝线缝合,不能钳夹。⑥手术后均应放置引流物。

(5)术后处理:①术后 3 天内给予抗生素预防感染,及时停用抗生素,防止肠道菌群紊乱。视手术部位及大小给予胰酶抑制剂和氢离子泵阻断剂等。②禁食并胃肠减压,待肠鸣音恢复后,拔除胃管,注意每天胃液引流量,防止术后胃排空障碍,如胃液>500 mL,应谨慎拔胃管,必要时行上胃肠造影,观察胃排空情况。③术后营养支持,慢性胰腺炎患者因胰酶分泌功能障碍,胃肠道吸收功能差,常伴有营养不良,因此术后营养支持非常重要,应视营养状态给予肠内或肠外营养支持。通常行空肠造瘘或经鼻置空肠营养管给予肠内营养支持。④术后注意腹腔引流管引流的量,应及时测引流液中的淀粉酶含量,观察有无胰瘘发生,不断调整引流管的位置以保持引流通畅,及时拔除引流管,防止发生逆行感染。

第二节 胰腺癌及壶腹部癌

一、胰腺癌

(一)诊断

1.症状

胰腺癌无特征性的症状,最常见的临床表现为腹痛、黄疸、食欲缺乏和消瘦。

(1)腹痛:上腹饱胀不适和上腹疼痛是胰腺癌常见的首发症状。疼痛部位多为上腹部,其次为右季肋部。早期由于胰管梗阻,管腔内压增高,呈上腹钝痛、胀痛,可放射至后腰部。中晚期肿瘤侵及胆总管中下段,压迫肠系膜上静脉或门静脉,侵及十二指肠的不同节段及腹腔神经丛,使腹痛症状加重,影响睡眠和饮食,加速体质消耗。

(2)黄疸:胰腺癌中约 2/3 的患者为胰头癌,胰头癌常首先出现梗阻性黄疸,并呈进行性加重,有时伴皮肤瘙痒。梗阻初期胆道内压力增高,胆管代偿性扩张,胆汁尚能进入肠道,不出现黄疸;随着阻塞程度的加重,临床上出现梗阻性黄疸,并且黄疸的程度进行性加重;另外由于淋巴结转移压迫肝外胆管或因胆管附近的粘连、屈曲、压迫等也可造成黄疸，因此大部分患者出现黄疸时已属中晚期。如果以出现黄疸作为诊断胰腺癌的依据，常常会失去早期诊断、根治性手术治疗的机会。

(3)食欲缺乏：除胰腺癌本身在体内的新陈代谢产物对身体的毒性作用外，尚因胆管、胰管或两者同时阻塞，致使胰液、胆汁或两者均不能排入肠内，造成食物尤其是脂肪类的消化吸收障碍。

(4)消瘦：消瘦、乏力和体重下降可为最早期的症状，其与饮食减少、消化不良、睡眠不足和癌肿消耗等有关。

(5)腹部肿块：由于胰腺的解剖位置，疾病初期很难触摸到胰腺肿块。触摸到胰腺肿块，是胰腺癌诊断的重要证据，但此时疾病已多属进行期或晚期。另外触摸的肿块应与肿大的肝脏或胆囊相鉴别。

(6)腹水：多由癌的腹膜浸润、扩散所致，也可由肿瘤或转移淋巴结压迫门静脉或因门静脉、肝静脉发生血栓而致。另外，营养不良及低蛋白血症也可以引起腹水。腹水可为血性或浆液性，一般出现在胰腺癌的晚期。但也偶有胰腺癌并发胰腺囊肿破裂而形成的胰性腹水，其淀粉酶和蛋白质含量均较高，因此出现腹水并不都意味着胰腺癌晚期。

2.体检

大多数患者早期无异常体检发现。中晚期部分患者可见巩膜及皮肤黄染，可触及肿大的胆囊，个别患者在上腹部可触及肿物。晚期患者伴有腹水时可出现移动性浊音。

3.实验室检查

(1)血清生化学检查：早期可有血、尿淀粉酶升高，空腹血糖升高，糖耐量试验阳性；碱性磷酸酶及谷氨酰胺转肽酶升高，转氨酶可轻度升高；黄疸者血清总胆红素和直接胆红素升高。

(2)胰腺外分泌功能检查：无论胰腺癌发生在哪个部位，大多数患者都有胰液外分泌功能的下降。口服苯甲酰-L-酪氨酰-对氨基苯甲酸(BT-PABA)后收集6小时尿液，测定尿PABA含量可以了解糜蛋白酶的分泌状况；还可以行粪便弹力蛋白酶1和苏丹Ⅲ染色检查，推断胰腺外分泌功能。

(3)免疫学检查：大多数胰腺癌患者血清肿瘤标记物可升高，但均缺乏高度特异性，联合检测可提高阳性诊断率和特异性。动态观察肿瘤标记物的变化，对胰腺癌的预后评估有一定意义，肿瘤切除后可降至正常，胰腺癌复发时可再度升高。常用的肿瘤标记物包括糖类抗原19-9(CA19-9)、CEA、胰胚抗原(POA)、胰腺癌特异抗原(PaA)、胰腺癌相关抗原(PCAA)及白细胞黏附抑制试验(LAIT)。胰腺癌患者的CA19-9高值者多,诊断的阳性率可达80%以上,是最常应用的胰腺癌辅助诊断和随访项目。

4.特殊检查

(1)B超:是对疑有胰腺癌的患者首选的检查方法,可了解胰腺形态,有无占位病变,肿物大小;显示肝内、外胆管扩张,胆囊增大,胰管扩张,同时可观察有无肝转移和淋巴结转移。但B超检查常受肠道气体的影响。

(2)CT:是显示胰腺最好的检查方法,胰腺区动态薄层增强扫描可获得优于B超的效果,表现为胰腺增大,轮廓不规则、有缺损,病变区密度不均匀,常为低密度。胰头癌常伴有胰胆管扩张及胆囊肿大,胰体尾癌常伴有肿瘤远端胰腺水肿而使密度下降。螺旋CT三维重建可清晰地显示腹腔动脉与其分支及肠系膜上动静脉、门静脉的立体形态,且不受肠道气体的影响,对判定肿瘤可切除性具有重要意义。

(3)内镜逆行胰胆管造影(ERCP):可显示胆管和胰管近壶腹侧影像或肿瘤以远的胆、胰管扩张的影像,癌肿时表现为主胰管狭窄,管壁僵硬、扩张、中断、移位及不显影或造影剂排空延迟,对鉴别诊断有一定的价值。如果癌肿未侵犯主胰管时,ERCP可无异常改变,即使ERCP正常时也不能否定胰腺癌的可能;且该项检查需要较复杂的设备和技术,因此ERCP不能作为诊断胰腺癌的筛选方法。

(4)超声内镜检查(EUS):可隔着胃十二指肠壁近距离检查胰腺,对胰腺占位性病变的确诊率高于体外超声、CT、ERCP等影像学检查,但EUS视野小,超声探头活动范围受限,且设备复杂,操作技术要求高,目前尚不能取代其他影像学检查手段。

(5)经口胰管镜和微细胰管镜检查:可观察主胰管及分支开口有无狭窄、闭塞、黏膜变红、血管增生等改变,也可进行活检,从而发现早期胰腺癌。

(6)经皮经肝胆道造影(PTC):适用于梗阻性黄疸的患者,可显示肝内外胆管扩张、胆囊肿大、胆管狭窄、充盈缺损、中断、移位、管壁僵硬等胆道情况,对判定梗阻部位及性质具有重要价值。单纯穿刺后易引起胆道感染,因此穿刺后宜行置管引流(PTCD),同时置管引流术前进行减黄治疗也可为手术作好准备。

(7)MRI或磁共振胆胰管造影(MRCP):MRCP能显示胰、胆管梗阻的部位及扩张程度,具有重要的诊断价值,具有无创伤、多角度成像、定位准确、无并发症等优点。

(8)选择性动脉造影：对显示肿瘤与邻近血管的关系及估计根治手术的可行性有一定意义。胰腺癌局限于胰腺内时，动脉相表现为动脉狭窄中断、压迫移位、异常屈曲、不规则扩张、变细等改变；当肿瘤突破胰腺被膜向周围浸润后，周围血管(如肠系膜上动脉、胃十二指肠动脉、肝总动脉、脾动脉等)可以出现不规则的狭窄、闭塞、血管边缘不整、压迫移位等改变；静脉相变化主要表现为门静脉和肠系膜上静脉及脾静脉的狭窄、中断、闭塞、受压移位等。此项检查现已被CT血管三维重建取代。

(9)上消化道钡餐造影：主要显示胰腺癌压迫所致胃和十二指肠形态改变的间接征象，50%胰头癌患者有十二指肠曲增宽，3%～5%的患者在十二指肠降部可出现“倒3征”。

(10)胰腺放射性核素扫描：^{75}Se标记蛋氨酸或^{67}Ca胰腺扫描可显示胰腺有无占位性病变。

(11)细胞学检查：可通过十二指肠插管抽取十二指肠液或胰液进行细胞学检查诊断胰腺癌。也可以在B超或CT介导下进行胰腺细针穿刺进行细胞学检查诊断胰腺癌。

(12)全身PET-CT检查：既可以有效地鉴别诊断胰腺癌，同时还可以了解患者的全身状况，是否存在远处转移。

(二)鉴别诊断

胰腺癌的早期症状可与常见的肝胆、胃肠疾病相混淆；当患者出现梗阻性黄疸时，需与壶腹周围其他恶性肿瘤及慢性胰腺炎相鉴别；胰体尾癌常需与腹膜后肿瘤相区别。

1.壶腹癌

黄疸出现较早，且时轻时重，粪便有潜血。十二指肠内镜和十二指肠低张造影可以鉴别，而且通过十二指肠内镜可作病理活检以明确诊断。

2.胆总管末端癌(胰内胆管癌)

早期胆总管末端癌行ERCP检查可能为胆管闭塞而胰管正常，中期胰头癌可能为胰管闭塞而胆管正常；但当胆管末端癌和胰腺癌增长到一定程度，浸润到胰管或胆管，使胰、胆管均梗阻时，ERCP很难鉴别。选择性动脉造影胰头部区域血管稀疏有变化者为胰头癌，血管无变化者多为胆总管末端癌。

3.慢性胰腺炎

胰腺癌和慢性胰腺炎的鉴别诊断是一件很困难的事。胰腺癌患者与慢性胰腺炎患者的临床表现无明显差别。胰腺癌的周围通常伴有慢性炎症的改变，因此表面取材或穿刺取不到癌组织有可能得到炎症反应的结果，造成误诊；而肿块型慢性胰腺炎，往往在手术切除标本病理检查后才能确诊为慢性胰腺炎。有些患者外周血肿瘤标记物的检测及体重的变化趋势可以作为鉴别诊断胰腺癌和慢性胰腺炎及选择治疗方案的参考指标。

4.腹膜后肿瘤

胰体尾癌有时需与腹膜后肿瘤相鉴别。胰腺癌患者行 ERCP、MRCP 和螺旋 CT 三维重建检查时，多数患者有胰管狭窄或扩张等形态的改变，而腹膜后肿瘤通常没有胰管形态的改变，只有胰管受压或移位等改变。明确占位性病变存在以后，判断肿瘤是否能够手术切除，并尽快手术切除比鉴别肿瘤的性质更为重要。

(三)治疗原则

1.手术治疗

手术治疗虽然切除率及远期生存率均不高，但仍然是争取患者生命的唯一途径，仍提倡早期发现、早期诊断和早期手术治疗。术后可酌情进行化疗，一般以吉西他滨(健择)和 5-FU 为主。

2.手术选择

(1)胰十二指肠切除加区域性淋巴结廓清术：是胰头癌的标准术式，切除范围为胰腺头部、胃远端、十二指肠全部、空肠上段 10 cm、胆总管远侧和胆囊，清除相关的淋巴结，然后行胰肠、胆肠和胃肠吻合，重建消化道。

(2)保留幽门的胰头十二指肠切除术：术后生存期不低于传统的胰头十二指肠切除术，且患者餐后促胃液素和促胰液素分泌水平接近正常人，因此在幽门上下淋巴结无转移，十二指肠切缘肿瘤细胞阴性者可行该术式。

(3)全胰切除术：适用于胰腺多发癌。

(4)胰体尾切除加淋巴结廓清术：适用于胰腺体尾癌。一般同脾脏一并切除，胰腺残端缝合。

(5)姑息性手术：适用于高龄患者、已有肝转移的患者、肿瘤已不能切除或患者合并明显心肺功能障碍不能耐受较大手术者。可行胆肠旁路手术解除胆道梗阻；行胃空肠吻合解除或预防十二指肠梗阻；术中在内脏神经节周围注射 95% 乙醇行化学性内脏神经切断术或术中行腹腔神经结节切除术，以减轻疼痛。

(6)急症手术：如果患者平稳，争取一期切除肿物；否则，可先行胆囊十二指肠吻合术或胆囊造瘘术，2 周后再行根治切除术。

3.术中注意

探查明确病灶大小,确切部位,与周围组织器官尤其是肠系膜上血管的粘连是否严重,是否可能切除肿瘤,并力争活检病理证实胰腺癌的存在。

4.术后处理

手术近期应注意维持生命体征的平稳,维持心血管、肺功能、肾功能和凝血机制等的正常状态,以防止多器官功能衰竭。术后应用制酸剂、生长抑素等以抑制胃酸及其他消化液和胰腺外分泌液的产生,从而减少应激性溃疡及胰瘘、胆瘘的发生。

二、壶腹部癌

(一)诊断

1.症状

黄疸是壶腹部癌最主要的症状,但在黄疸出现之前患者常有消化道不适症状。

(1)黄疸:黄疸可时轻时重,出现波动,但在黄疸下降时,血清胆红素、碱性磷酸酶等指标不会降至正常。随着肿瘤的进展,黄疸进行性加深,波动性消失,出现周身瘙痒,粪便颜色变浅乃至陶土样便及胆囊胀大、肝大等胆道梗阻的症状和体征。

(2)消化道不适症状:在黄疸出现之前,因胆、胰管梗阻,患者常感觉上腹饱胀不适、胀痛及食欲缺乏等症状。但这些症状多不具有特异性,易与其他疾病相混淆。

2.体征

壶腹部癌的患者无特异性体征。当疾病进展到一定程度,大多数患者会出现梗阻性黄疸的体征,严重者伴有周身瘙痒。疾病晚期,有时可出现腹部肿块、腹水及淋巴结肿大等体征。

3.实验室检查

(1)血清生化学检查:碱性磷酸酶和谷氨酰胺转肽酶升高可发生在血清胆红素升高之前,黄疸者血清总胆红素和直接胆红素均明显升高。尚有一部分患者的谷草转氨酶、血淀粉酶和血清弹性硬蛋白酶可以增高。

(2)免疫学检查:检测血清肿瘤标记物有一定的诊断价值,但胰腺癌和胆管癌的阳性率均高于壶腹部癌,故鉴别诊断意义不大。

4.特殊检查

(1)纤维十二指肠镜及逆行胰、胆管造影:是确诊壶腹部癌的主要手段。内镜可直接窥视十二指肠乳头，并可向乳头内插管，行胰、胆管造影，了解胆、胰管的狭窄范围。

(2)超声内镜：可清晰显示十二指肠壁的各层结构，并判断肿瘤向胆管内蔓延的范围、十二指肠及胰腺内的浸润深度和病灶周围淋巴结转移状况。

(3)B超：可发现胆、胰管扩张，但因十二指肠气体干扰，难以观察到十二指肠乳头部肿物。

(4)CT：可发现胆、胰管扩张，同时口服造影剂充盈十二指肠后，可见到肿瘤部位造影剂的充盈缺损。当胆、胰管同时扩张、远端相互靠近，而胰头、胆管末端未见肿物时，也可考虑为壶腹部癌。

(二)鉴别诊断

经纤维十二指肠镜检查、活检，壶腹部癌诊断多无困难。但对乳头肿大，而活检阴性的患者则需与引起乳头肿大的其他病变鉴别，如慢性乳头炎、壶腹部结石嵌顿、先天性胆总管扩张症、黏液产生性胰腺肿瘤、十二指肠黏液腺息肉等。对此类患者可行内镜下乳头切开，然后经切开的乳头行深部组织活检，多可明确诊断。

(三)治疗原则

壶腹部癌的手术切除率和5年生存率均明显高于胰腺癌，因此壶腹部癌治疗以根治性手术切除为主，术后辅助化疗等综合治疗。

1.胰头十二指肠切除术

胰头十二指肠切除术是壶腹部癌的根治性术式，特别是伴有胰腺浸润的病例，其淋巴结转移范围较广，应充分廓清包括肠系膜上血管周围的第2站淋巴结。

2.保留幽门的胰头十二指肠切除术

对不伴有胰腺浸润的病例，行保留幽门的胰头十二指肠切除术，术后5年生存率与传统的胰头十二指肠切除术相近，同时保存了胃的正常生理功能，减少了手术创伤。

3.局部切除术

对难以耐受胰头十二指肠切除术的高危患者可行经十二指肠乳头的局部切除。但应限于无明显溃疡、局限于壶腹部的癌肿。

4.姑息性手术

对病变过于广泛，且无法切除者，可行胆肠吻合，以解除胆道梗阻；必要时可同时行胃肠吻合，以解除十二指肠梗阻。

第三节 胰腺囊肿

一、胰腺真性囊肿

(一)诊断

1.症状

胰腺先天性囊肿常伴发肝肾等脏器的多发囊肿,很少见,常无明显症状。较大的潴留性囊肿可能有上腹部胀痛或钝痛,囊肿明显增大压迫胃肠道可出现消化道不适症状,还可以出现体重下降等症状。

2.体征

偶有患者在上腹部可扪及肿块,或有不同程度的压痛。

3.实验室检查

部分潴留性囊肿患者可出现血液白细胞计数增加、血清淀粉酶升高。穿刺检查可发现囊液淀粉酶含量高。囊壁活检可以发现上皮样囊壁结构。

4.辅助检查

B超检查先天性囊肿,一般较小,常伴有肝肾等多发囊肿;潴留性囊肿多为沿主胰管或其分支处出现单房无回声区。CT检查特别是增强CT检查能发现单发、圆形、界限清楚的囊性肿块,明确肿物为囊性及其与周围器官的关系,了解胰腺及胰管的情况。

(二)鉴别诊断

1.胰腺囊性疾病

如胰腺假性囊肿、胰腺囊性肿瘤。仅能通过手术切除后的病理诊断进行确诊。

2.胰腺周围脓肿

胰腺脓肿可出现发热、畏寒等脓毒血症表现,上腹部可出现腹膜刺激征,血液中白细胞计数及中性粒细胞计数可能会显著增加,腹部平片和CT上有时可见气体影。

3.胰腺癌

部分胰腺癌出现中心区坏死液化,可出现小囊肿,影像学检查有助于鉴别诊断。

(三)治疗原则

对于较大的囊肿,如无禁忌证需行手术探查,明确病理诊断。对于突出于胰腺表面的囊肿可尽量予以切除,对于难以切除的囊肿可考虑行胰腺囊肿-空肠Roux-en-Y式吻合术,但术中冷冻病理检查是确定手术方式的必要手段。

二、胰腺假性囊肿

(一)诊断

1.症状

病史多有急、慢性胰腺炎或胰腺外伤史。有不同程度的腹胀和腹部隐痛,常放射至右肩部。有胃肠道症状;压迫胆管可引起胆管扩张和黄疸;胰腺外分泌功能受损引起吸收不良。并发感染、消化道梗阻、破裂和出血时,可出现相应的症状。

2.体征

可在上腹部扪及肿块,圆形或椭圆形,边界不清,较固定,不随呼吸移动,有深压痛,巨大囊肿可测出囊性感。

3.实验室检查

在早期囊肿未成熟时部分患者可有血、尿淀粉酶升高。囊壁活检无上皮细胞覆盖,囊液一般混浊,淀粉酶含量一般很高。

4.辅助检查

腹部平片可见胃和结肠推挤移位,胃肠钡餐造影则可见到胃十二指肠、横结肠移位及压迹。B超可显示分隔或不分隔的囊性肿物。CT检查对假性囊肿影像更清晰明确,并可了解胰腺破坏的情况。内镜超声检查可以进行囊液穿刺,必要时行逆行胰胆管造影(ERCP),观察囊肿与胰管是否相通。

(二)鉴别诊断

如无典型的急、慢性胰腺炎病史的情况下,术前不易与其他胰腺囊性疾病(胰腺真性囊肿、胰腺囊性肿瘤)进行鉴别诊断,仅能通过手术切除后的病理诊断进行确诊。应注意在特殊情况下,胰腺假性囊肿或急、慢性胰腺炎是胰头颈部病变导致胰管梗阻所致的继发改变,因此,需要注意仔细鉴别,避免漏诊。

(三)治疗原则

(1)胰腺假性囊肿形成早期(<6周),囊壁较薄或较小时,如无明显并发症,

无全身中毒症状,可在B超或CT随诊下观察。

(2)急性假性囊肿,特别是在伴有感染时,以及不适宜手术的慢性胰腺假性囊肿,可在B超和CT引导下行囊肿的穿刺外引流。

(3)囊肿直径超过6 cm,且有症状的胰腺假性囊肿,特别是胰头部假性囊肿而又不适宜手术的患者,可选择内镜超声引导下行胃囊肿造瘘术。

(4)手术疗法是治疗胰腺假性囊肿的主要方法,对非手术疗法无效的病例,均应在囊壁充分形成后进行手术疗法,一般在发病后3个月以上手术为宜。

外引流术作为急症手术用以治疗囊肿破裂、出血及感染。术后多形成胰瘘或囊肿复发,而需再次行内引流术。

内引流术有囊肿胃吻合和囊肿-空肠Roux-en-Y式吻合术,吻合口应尽可能足够大,宜切除一块假性囊肿壁,而不是切开囊壁。吻合口应尽量选择在囊肿的最低点,以便重力引流。术中应注意:①先行囊肿穿刺,抽取部分囊液送淀粉酶测定;②对囊腔应做全面探查,发现赘生物应进行冷冻切片检查,同时切取部分囊壁做冷冻切片,确定是否囊腺瘤和有无恶变,并除外腹膜后肿瘤或恶性肿瘤坏死后囊性变;③如发现囊内有分隔,应将其分开,变成单囊后再做引流术。

对于一些多房性胰腺假性囊肿,估计内引流术的引流效果不彻底,必要时可选择切除,如假性囊肿位于胰腺尾部可以连同脾脏一并切除。

三、胰腺囊腺瘤和胰腺囊腺癌

(一)诊断

1.症状

早期多无症状,生长慢,随肿瘤生长和病情发展可能出现上腹部持续性隐痛或胀痛。位于胰头部的囊腺瘤可压迫胆总管下端,发生梗阻性黄疸。病变广泛时,胰腺组织受损范围大,部分患者出现糖尿病;压迫胃肠道可发生消化道梗阻。位于胰尾部的囊性肿瘤,可压迫脾静脉导致脾大、腹水、食管静脉曲张。有恶性病变时体重减轻,胰腺囊性癌可发生远处转移。

2.体征

上腹部可有压痛,程度不一,多不伴有肌紧张。上腹部可扪及无压痛的肿块,不活动,恶性肿瘤晚期可出现腹水和脾大。

3.实验室检查

穿刺囊液测定的淀粉酶一般正常,囊液涂片发现富有糖原的浆液或黏液细胞,对囊腺瘤的诊断具有较高的特异性。囊液中CEA等肿瘤标记物有助于鉴别诊断。

4.辅助检查

(1)B超发现病变部位的液性暗区,囊腔内为等回声或略强回声光团,并有粗细不等的分隔光带及等回声漂浮光点。囊壁厚薄不均或有乳头状突起,常提示恶性病变的可能。多数胰管不扩张,胰腺组织本身形态回声正常。

(2)CT和MRI检查:可了解肿瘤的大小、部位和内部情况。进行增强扫描后出现囊壁结节或不规则增厚提示囊性癌可能性大。

(3)X线检查:腹部平片可能出现上腹部肿块影,胃肠钡餐检查可出现周围肠管、胃等脏器受压移位。囊壁出现钙化灶影提示恶变的可能。

(4)术中必须进行全面探查,囊肿外观无特异性,良性病变和恶性病变可以并存,并多点多次取材才能避免误诊。

(二)鉴别诊断

1.胰腺假性囊肿

多发生在胰腺外伤或胰腺炎后,囊壁无上皮覆盖,而由囊肿与周围脏器共同构成,往往不易将囊壁完整分离。B超和CT多显示单腔囊肿,呈水样密度,腔内无分隔。囊壁薄而均匀无强化,无囊壁结节。ERCP检查常发现胰管变形,大部分囊肿与胰管相通,囊液淀粉酶含量明显增高。

2.分支胰管型胰腺导管内乳头状黏液肿瘤

分支胰管型胰腺导管内乳头状黏液肿瘤是胰腺导管内乳头状黏液肿瘤中较少见的一种类型,多为良性,常表现为胰腺实质中的单个囊肿或有分隔,易与黏液性囊腺瘤或囊腺癌混淆。在ERCP或螺旋CT三维重建图像中可见囊肿与分支胰管或主胰管相通。十二指肠镜检查中,部分患者可见黏液自乳头内流出,乳头水肿充血。该病变完整切除后预后良好,即使发生恶变,行根治术后生存期明显优于胰腺腺癌。

3.实性假乳头状肿瘤

部分体积较大的实性假乳头状肿瘤中央区可出现液化,但CT值较高,增强CT扫描中呈现比较特异性的轮辐样强化。完整切除后复发和转移的概率很低,即使复发,再次手术切除仍能获得很好的预后。

(三)治疗原则

良性的胰腺囊腺瘤一般与周围组织粘连较少,切除不难,彻底切除后,一般不会再次复发。可根据情况选择囊肿切除术、胰体尾切除术、胰腺节段切除术或保留十二指肠胰头切除术。

胰腺囊腺癌对放疗和化疗不敏感，手术切除是唯一的治疗方法，彻底切除肿瘤可获较长期的生存时间。因囊腺癌的囊腔较大并且呈多房性，故不可做外引流术和内引流术，以免引发感染或贻误手术切除时机。手术中注意进行全面探查并行病理检查，如怀疑胰腺囊腺瘤应多处取材送病理检查，注意局部恶变的可能。手术方式：位于胰体尾者可行胰体尾切除，一般同时行脾切除术；位于胰头者可行胰头十二指肠切除术。除非病变范围广泛，患者不能耐受根治性手术，或肿瘤已经有转移外，一般不作单纯肿瘤切除。

第四节 胰腺内分泌疾病

一、胰岛素瘤

（一）诊断

1.症状

好发于青壮年。典型的症状是 Whipple 三联征，即空腹、精神紧张或劳累时发作；发作时血糖低于 2.8 mmol/L；进食或静脉注射葡萄糖后症状缓解。症状的程度与低血糖的程度有关，主要表现为两组症状，一组是儿茶酚胺释放症，即面色苍白、出冷汗、四肢厥冷、心慌、手足震颤、饥饿无力等；另一组是精神症状，即头疼、头晕、视物模糊、焦虑不安、反应迟钝、意识不清、昏睡，严重者可出现精神错乱、躁狂等症状。清醒后对发作时的症状不能记忆。由于患者经常加餐以防止症状发作，所以往往合并肥胖。

2.体检

发作时以儿茶酚胺血症和精神症状表现为主，腹部无特殊体征。

3.实验室检查

比较严格的胰岛素瘤定性诊断的四项标准是：①发作时血糖＜2.5 mmol/L；②同时胰岛素水平≥6 mU/L；③C 肽水平≥200 ρmol/L；④血中不含磺脲类药物。对症状无自行发作或根据其他实验室检查结果无法确诊的患者，可行饥饿试验、胰岛素释放的激发试验或抑制试验。

4.辅助检查

主要目的是在定性诊断后对胰岛素瘤进行定位。经腹超声、普通CT对胰岛素瘤诊断的阳性率低，应用脂肪抑制、脂肪饱和技术及新对比剂MnDPDP磁共振技术对胰岛素瘤诊断的敏感性有所提高，生长抑素受体显像的阳性率为33%～80%，而多排螺旋CT胰腺重建及胰腺灌注技术诊断胰岛素瘤的阳性率高于95%，CT三维重建及早期灌注、超声内镜检查已成为胰岛素瘤患者术前首选的定位诊断方法。有创性检查包括选择性动脉造影(DSA)、动脉刺激静脉取血(ASVS)、经皮经肝门静脉置管分段取血测定胰岛素(PTPC)等，目前胰岛素瘤的术前定位诊断已进入以胰腺CT三维重建及早期灌注、超声内镜为主的无创时代，上述有创检查已较少被采用。另外，术中超声是值得提倡的胰岛素瘤术中定位方法。

(二)鉴别诊断

1.其他可以导致低血糖发作的疾病

(1)内源性胰岛素生成或转化异常，如：①胰岛增生，以儿童多见，成人发病率低；②抗胰岛素抗体、抗胰岛素受体自身抗体的生成；③非胰岛素瘤性恶性肿瘤，如巨大腹膜后纤维肉瘤、肝脏肿瘤、肾上腺腺癌、小细胞性肺癌等。

(2)糖的摄入不足或利用、丢失过多，如：①慢性酒精中毒和营养不良；②肝硬化、急性重型肝炎、充血性心力衰竭等造成的肝糖原合成不足或胰高血糖素储备缺陷，这类患者不伴有高胰岛素血症，测定血胰岛素和IRI/BG可以鉴别。

(3)药物性因素：使用外源性胰岛素或其他降糖药物导致的低血糖发作。

2.精神分裂症

无Whipple三联征，发作时血糖、IRI/BG正常，必要时可进行激发和抑制试验，以利于鉴别。

(三)治疗原则

手术切除是治愈胰岛素瘤的唯一有效方法。手术的原则是尽可能将肿瘤和转移瘤切除。胰岛素瘤大小一般多在1～2 cm，如有疑问，可考虑进行术中穿刺活检或冷冻切片病理检查。应根据肿瘤的部位、大小、单发或多发、与主胰管的关系等因素决定采用肿瘤摘除术、胰体尾切除术、胰腺节段切除术等术式。目前腹腔镜手术主要适用于胰体尾部的胰岛素瘤。恶性胰岛素瘤术中应尽量切除原发病灶和转移淋巴结，切除肝表面易摘除的转移灶。术中定位困难者可进行术中超声检查。对术中无法找到肿瘤者，远端胰腺“盲目切除”的术式目前已基本被摒弃。切除肿瘤后应做冷冻切片检查以证实。术中应持续监测血糖的变化，这样可以反映是否已将肿瘤彻底切除。术后患者常合并一过性的血糖水平升高，因此，有必要术后继续监测血糖，并据此调整胰岛素的用量。对找不到病灶的隐匿型胰岛素瘤，可采用内科对症治疗，主要的措施是适时加餐，使用生长抑素类似物、二氮嗪等抑制胰岛素分泌的药物以避免发生低血糖血症；对无法根治切除的恶性胰岛素瘤，可采用化疗药物进行外周静脉或局部灌注化疗。

二、胃泌素瘤

（一）诊断

1.症状

以上腹部疼痛、反酸等消化性溃疡的症状为主，90%以上的胃泌素瘤患者在其病程中曾有上消化道良性溃疡，且对正规溃疡病治疗反应欠佳。约50%的胃泌素瘤患者可发生腹泻，对有些患者，腹泻可能为其唯一的症状，而且可能在确诊为胃泌素瘤的多年以前即出现。另外胃泌素瘤患者可能出现甲状旁腺功能亢进症等与多发性内分泌肿瘤Ⅰ型相关的一些临床表现。胃泌素瘤可分为散发型和多发性内分泌肿瘤Ⅰ型（MEN-Ⅰ）相关型两类。散发型更为常见，约占80%，临床表现与生物学行为更类似于恶性肿瘤；约20%的胃泌素瘤为MEN-Ⅰ，有遗传倾向，其发病年龄较轻，常呈现类似良性肿瘤的病程，但有恶变倾向。MEN-Ⅰ是一种常染色体显性遗传疾病，特点为甲状旁腺、胰岛细胞和腺垂体等内分泌腺体同时或异时发生肿瘤。

2.体检

主要是急、慢性消化道溃疡的体征。由于长期消化不良，患者可有贫血貌。

3.实验室检查

包括：①无胃切除手术史者基础胃酸分泌量（BAO）＞15 mmol/h，胃大部切除术后的患者BAO＞5 mmol/h，BAO/MAO＞0.6；②空腹血胃泌素水平＞1 000 ρg/mL；③促胰液素激发试验：血胃泌素水平超过试验前200 ρg/mL。对于定性诊断困难者，可采用胰泌素激发试验、钙输注试验、标准餐试验等辅助诊断措施。

4.辅助检查

钡餐和胃镜检查可发现2 cm以上的或多发的溃疡。80%以上的散发性胃泌素瘤主要位于所谓“胃泌素瘤三角”的解剖区域内（以胆囊管与胆总管交汇处为上点，十二指肠第二、三部分接合部为下点，胰腺颈体接合部为中点所围成的三角形区域),其中多发的和胰腺外的胃泌素瘤的发生率高,常发生于胃泌素瘤三角内的淋巴结内。经腹超声对于诊断胃泌素瘤价值不大。CT 能发现 80%以上的胰腺内肿瘤及直径>3 cm 的肿瘤,但仅能发现约 40%的胰腺外肿瘤,对于十二指肠肿瘤及直径<1 cm 的肿瘤则很难发现。生长抑素受体显像诊断胃泌素瘤的敏感性高于腹部 B 超、CT、MRI、动脉造影等所有的传统影像学定位手段联合使用的敏感性,其发现骨转移灶的敏感性也是最高的,但仅能发现手术探查所发现的全部肿瘤病灶的 2/3,并且会漏掉大约 50%的位于十二指肠的胃泌素瘤。超声内镜定位胰腺胃泌素瘤的敏感性为 85%,其定位十二指肠胃泌素瘤敏感性仅为 43%。选择性动脉内胰泌素注射试验诊断胃泌素瘤的敏感性与特异性均可达到 90%以上。生长抑素受体核素显像与选择性动脉内胰泌素注射试验联合使用可进一步提高胃泌素瘤定位的成功率。

(二)鉴别诊断

1.非胃泌素瘤引起的普通消化道溃疡

胃泌素瘤导致的消化道溃疡具有多发性、难治性、复发性的特点,而且比普通的溃疡病更容易发生出血、穿孔等并发症。

2.无胃酸或低胃酸引起的继发性高胃泌素血症

BAO/MAO 均低于正常水平。

3.胃窦 G 细胞增生

为罕见病,多发于男性,促胰液素激发试验阴性,手术探查时找不到胃泌素瘤,胃窦部黏膜组织免疫组化检查可显示 G 细胞增生。

4.因消化性溃疡行胃大部切除术后胃窦残留

胃泌素激发试验阴性。

5.十二指肠球部、球后溃疡和克罗恩病等引起的胃出口梗阻

经胃肠减压或手术解除梗阻后,继发性的高胃酸分泌和高胃泌素血症可缓解。

6.非胃泌素性胰岛细胞瘤引起的溃疡病

血胃泌素水平不高,促胰液素激发试验阴性。

(三)治疗原则

治疗胃泌素瘤患者的目标是控制溃疡、防治并发症及控制肿瘤发展。根治性切除是治愈胃泌素瘤的唯一有效的方法,对无法根治的恶性胃泌素瘤,应进行姑息性减瘤手术,尽量切除转移的淋巴结及肝脏转移病灶,以延长患者的生存

期、改善生活质量。对广泛肝转移的患者，如条件合适，可考虑进行肝移植。在抗酸制剂尤其是奥美拉唑、兰索拉唑等质子泵抑制剂问世后，全胃切除术在胃泌素瘤中的应用明显减少，目前多用于内科治疗无效的患者。生长抑素类似物能抑制胃泌素分泌，缓解症状，而且对肿瘤细胞有干扰复制效应，从而使肿瘤体积缩小，抑制肿瘤生长，但并非所有患者都能取得满意疗效。对恶性胃泌素瘤的患者，可采用链佐星、多柔比星(阿霉素)、5-FU 等药物联合化疗。对合并肝转移的患者进行腹腔动脉插管化疗有一定的疗效。

第十二章 小肠疾病

第一节 肠系膜血管缺血性疾病

一、急性肠系膜上动脉闭塞

急性肠系膜上动脉闭塞是肠缺血最常见的原因，通常是由血栓形成和栓塞所致。

（一）诊断

1.临床表现

（1）多有风湿性心脏病、房颤、心内膜炎、心肌梗死、瓣膜疾病和瓣膜置换术等病史。

（2）突发剧烈腹部绞痛，不能用药物缓解，早期腹软不胀，肠鸣音活跃，症状与体征不符是早期病变特征。

（3）继续发展，出现绞窄性小肠梗阻表现及体征，呕吐及腹泻血样物。

（4）较早出现休克。

2.实验室检查

白细胞计数明显增高，达 $20\times10^9/L$ 以上，血液浓缩，代谢性酸中毒。

3.辅助检查

（1）X 线腹部平片见小肠及结肠中等或轻度充气和腹水影像。

（2）选择性动脉造影可明确诊断。

（3）超声多普勒检查与 CT 有辅助诊断意义。

（二）鉴别诊断

急性肠系膜上动脉闭塞应注意与各种机械性肠梗阻进展所致的绞窄性小肠梗阻相鉴别。另外，其临床表现与非闭塞性急性肠缺血类似，应注意鉴别。选择性动脉造影对于正确诊断有决定性意义。

(三)治疗原则

1.非手术疗法

(1)积极治疗控制原发病。

(2)动脉造影后,动脉持续输注罂粟碱 30～60 mg/h,并试用尿激酶或克栓酶动脉溶栓治疗。

2.手术治疗

(1)栓塞位于某一分支,累及局部肠管坏死,行肠切除术和小肠吻合术。

(2)栓塞位于肠系膜上动脉主干,全部小肠和右半结肠已坏死,则行全部小肠和右半结肠切除术,术后肠外营养支持。

(3)栓塞位于肠系膜上动脉主干,肠管未坏死,行动脉切开取栓。

(4)如取栓后肠系膜上动脉上段无血或流出血较少,则应行自体大隐静脉或人工血管在腹主动脉或髂总动脉与肠系膜上动脉间搭桥吻合术。

二、慢性肠系膜血管闭塞

慢性肠系膜血管闭塞大部分的病例都是有动脉硬化狭窄或内脏血管的阻塞。内脏血管的肌纤维组织发育不良极为少见,其他不常见原因包括腹部外伤和腹主动脉、腹腔动脉、肠系膜动脉的动脉瘤性疾病。

(一)诊断

1.临床表现

(1)进食后出现弥漫性腹部绞痛,可伴有恶心、呕吐,严重性与进食量有关,症状进行性加重。

(2)慢性腹泻,泡沫样大便,吸收不良,体重下降。

2.实验室检查

大便检查含有较多脂质和大量未消化食物。

3.辅助检查

选择性动脉造影侧位像可见腹腔动脉和肠系膜上动脉出口处有狭窄,甚至闭塞有诊断意义。

(二)鉴别诊断

慢性肠系膜血管闭塞其症状主要表现为间歇性腹痛,难以与其他的腹痛鉴别。尤其应注意与慢性胆囊炎、慢性阑尾炎、慢性胰腺炎等的鉴别。血管造影检查对确诊慢性肠系膜血管闭塞至关重要。对于腹痛不能用上述其他疾病解释(经多种检查)且有动脉硬化症的,应考虑极有可能是由慢性肠系膜血管闭塞引起的腹痛。

(三)治疗原则

1.非手术疗法

少量多餐,口服维生素 C、维生素 E 及血管扩张药物,静滴低分子右旋糖酐等。

2.手术疗法

(1)血栓内膜剥落术。

(2)越过狭窄段自体静脉搭桥手术。

(3)将肠系膜上动脉狭窄段切除,然后将该动脉再植入主动脉。

(4)腹腔动脉狭窄,自体静脉在腹主动脉与脾动脉之间搭桥手术;或脾动脉与腹主动脉端侧吻合。

(5)肠系膜上动脉出口处狭窄,自体静脉在结肠中动脉开口以下与肾动脉水平以下腹主动脉之间搭桥手术。

三、肠系膜静脉血栓形成

肠系膜静脉血栓形成(mesenteric venous thrombosis,MVT)分为原发性和易感因素性两种。原发性 MVT 较少见,占 MVT 的 15%～25%。易感因素早在 1846 年 Vichow 提出血流滞缓、静脉管壁结构上的改变和血流成分变化,是静脉血栓形成的三大因素:①血流学异常易感因素有真性红细胞增多症、抗凝血酶Ⅲ不足、使用口服避孕药、脾性贫血;②创伤性易感因素有手术、钝性或穿透性腹部创伤、门静脉高压且近期脾切除术后;③腹腔炎症、阑尾炎、盆腹腔脓肿、脓毒血症及游走性静脉炎。

(一)诊断

1.临床表现

(1)多有腹腔化脓感染,肝硬化门脉高压,真性红细胞增多症,口服避孕药和外伤手术史,约 1/4 的患者发病时无明显诱因,称为原发性肠系膜静脉血栓形成。

(2)多有腹痛、腹部不适、排便规律改变等前驱症状,然后突发剧烈腹痛并伴有呕吐,可有血便及腹泻。

(3)绞窄性肠梗阻临床表现,腹腔穿刺抽出血性液体。

2.实验室检查

常无任何阳性发现。

3.辅助检查

(1)X 线腹部平片示大、小肠充气及气液平面。

(2)CT 可见肠系膜增厚影像特征,有时可见静脉血栓,有诊断意义。

(二)鉴别诊断

急性肠系膜静脉血栓形成的症状如一般急腹症的表现一样,以腹痛为主。应注意与消化道穿孔、急性胰腺炎、机械性绞窄性肠梗阻等急腹症相鉴别。还应注意与急性肠系膜上动脉闭塞相鉴别。CT、选择性动脉造影和彩色多普勒超声检查对正确诊断有一定帮助。

(三)治疗原则

(1)急性肠系膜静脉血栓形成一经诊断,积极进行手术治疗,应切除受累肠管,并包括有静脉血栓的全部系膜;切除范围适当放宽,避免血栓蔓延。

(2)术后继续抗凝治疗 6～8 周。

四、非闭塞性急性肠缺血

非闭塞性急性肠缺血是一种在低血容量情况下,由肠黏膜血流灌注不足引起的肠梗阻。多由心源性低血容量反射性引起肠系膜血管痉挛使血流量减少致肠黏膜坏死、出血及腹膜炎,最后可因休克而死亡。

(一)诊断

1.临床表现

(1)多存在心力衰竭、心肌梗死、心律失常、休克等病史,大多数患者有动脉硬化史。

(2)临床表现:腹部不适、乏力等前驱期症状,几天之后突发腹部剧烈绞痛伴有呕吐,可有腹泻血便,可很快出现休克。

(3)腹部表现为弥漫性腹膜炎,有腹膜刺激征。

2.实验室检查

腹穿液检查为血性液体。

3.辅助检查

选择性动脉造影提示无动脉闭塞,仅示中小动脉散在的节段性狭窄,提示动脉硬化。

(二)鉴别诊断

非闭塞性急性肠缺血的临床表现类似急性肠系膜上动脉闭塞,应注意两者的鉴别。详细询问病史(包括心力衰竭、心肌梗死、心律失常、休克等病史),结合选择性腹腔动脉造影有助于鉴别诊断。另外,非闭塞性急性肠缺血还应注意与其他急腹症相鉴别。

(三)治疗原则

(1)治疗原发病,改善低流量循环状态。

(2)动脉输注血管扩张剂,如妥拉唑啉、异丙肾上腺素、罂粟碱等。

(3)出现明显腹膜炎体征时,手术治疗切除坏死肠管。

第二节 先天性巨结肠

先天性巨结肠又称肠管无神经节细胞症。由于 Hirschsprung 将其详细描述,所以通常称其为希尔施普隆病。

一、诊断

(一)症状

(1)出生后胎粪排出迟缓,数周至数月后出现便秘,逐渐加重,呈顽固性。

(2)随便秘加重而逐渐出现腹胀,排便和排气后缓解。常伴有呕吐、食欲缺乏、体重下降,一般状况欠佳。

(二)体检

腹部检查常见肠型或蠕动波,下腹可扪及粪块。直肠指检时壶腹部空虚,拔出手指后可有大量气体及粪便排出。

(三)实验室检查

(1)扩张肠段黏膜及红细胞的乙酰胆碱酯酶活性增高。

(2)扩张肠段活检示神经节细胞减少或缺乏。

(四)辅助检查

(1)X 线钡灌肠可见痉挛性肠狭窄肠段移行为巨大扩张肠段。

(2)直肠肛管测压示压力增高,且不出现直肠肛管松弛反射。

二、鉴别诊断

(一)特发性巨结肠

本症多见于儿童,患儿出生后胎便排出正常,后来由于尚未明确的病因造成顽固性便秘或便秘合并污粪。患儿直肠壁内可以找到正常的神经节细胞。直肠内静止压力低于先天性巨结肠。本症的临床特点是饮食正常,腹胀不显著,而直肠扩张明显,肛查无狭窄感但可以触及巨大粪石,直肠活检或组织化学检查均可帮助诊断。

(二)获得性巨结肠

毒素中毒可导致神经节细胞变性,发生获得性巨结肠。最具有代表性的是南美洲发现的锥体鞭毛虫病(Chages 病)。由于毒素的影响,不但结肠扩张,而且可出现巨小肠、巨食管。组织学检查贲门肌呈慢性改变。钡餐检查从食管到结肠全部扩张。

(三)继发性巨结肠

先天性直肠肛管畸形,如直肠舟状窝瘘、肛门狭窄和先天性无肛术后等引起的排便不畅均可引起继发性巨结肠。病史中有肛门直肠畸形及手术史,结合其他检查诊断并不困难。

(四)其他疾病引起的顽固性便秘

如神经系统疾病(唐氏综合征、大脑发育不全、小脑畸形和腰骶部脊髓病变等)、内分泌紊乱(克汀病、甲状腺功能亢进症等)和退化性平滑肌病均可引起顽固性便秘,应注意与先天性巨结肠相鉴别。

三、治疗原则

本病原则上应手术治疗。当症状不显著,诊断不明,或短段型时可试行非手术疗法。

第三节 肠息肉及肠息肉病

一、结直肠息肉

(一)诊断

1.症状

量少,不与大便相混,或大便侧有凹陷压迹,或息肉自肛门脱出。

2.体检

肛门指检可触及有蒂、圆形或卵圆形可移动、表面光滑质软小肿物。

3.实验室检查

活检可明确诊断与病理类型。

4.辅助检查

(1)乙状结肠镜或全结肠镜检查可明确诊断。

(2)X线钡灌肠检查有助于多发结肠息肉的诊断。

(二)鉴别诊断

1.结直肠癌

结直肠单发息肉应注意与结直肠癌鉴别。结直肠癌患者多有排便习惯改变和大便带血,腹部隐痛或胀气、贫血、消瘦等全身消耗性症状。部分患者可触及腹部肿块。中晚期可出现急性或慢性肠梗阻表现。右半结肠癌以贫血、消瘦等表现为主,而左半结肠癌则以肿瘤梗阻表现更为突出。腹部检查偶可触及质硬、表面不光滑、活动度小的肿块。大便潜血为阳性,血清癌胚抗原(CEA)可升高。X线钡灌肠检查可见结肠有充盈缺损、黏膜破坏、肠壁僵硬、肠腔狭窄等征象。内镜检查和活检可明确诊断。

2.结直肠息肉病

结直肠多发息肉应注意与结直肠息肉病鉴别。结直肠息肉病与结直肠息肉的区别首先在于息肉或腺瘤数目之分。根据Morson的标准为100个以上者属息肉(腺瘤)病。另外,不同结直肠息肉病有各自的特征,比如黑斑息肉病患者口腔黏膜、口唇、口周、肛周及双手指掌足底常有斑点色素沉着;Gardner综合征患者常并发胃及小肠腺瘤、骨瘤病和皮肤软组织肿瘤。上述特征有助于鉴别。

（三）治疗原则及随访

息肉是结直肠常见疾病，由于其临床及病理特征，处理正确与否涉及其预后。归纳结直肠息肉的治疗原则及随访如下。

(1)<1 cm 的结直肠息肉最好不作活检，直接摘除并检查近段结直肠及随访。有蒂小息肉在结肠镜检时一并套圈摘除。无蒂小息肉的处理方法如下：①<0.5 cm者可用活检钳凝除法将息肉全部切除，标本送病理检查。②0.5～1 cm者可用套圈凝切。③如为多发性且逐一钳除不易者宜手术切除，肉眼判断为良性者，可采用电凝灼除法去除病灶。

(2)最大径超过 1 cm 的结直肠息肉，如活检证实为腺瘤者应完整切除息肉并检查近段结直肠，定期随访。结直肠大息肉经检查评估适合并能够在内镜下切除者尽量选择内镜下切除：有蒂者可套圈切除；宽蒂或无蒂者可在黏膜下注射生理盐水或肾上腺素盐水，行内镜下黏膜切除术(EMR 或 ESD)，但应让有经验的医师进行，避免分块切除，防止穿孔和大出血，保证切缘阴性。不适合或者不能经内镜下切除的结直肠大息肉应采用外科手术切除，一般包括局部切除、肠壁切除和肠段切除。

(3)结肠息肉的外科手术切除可开腹进行，有条件的也可采用腹腔镜辅助的微创外科技术，术中定位困难者可联合采用术中结肠镜技术。

(4)直肠息肉的外科手术切除有多种方法可供选择，应综合考虑息肉的具体部位、大小、术前活检的病理结果及手术者的经验，选择合适的手术方式，对于息肉癌变的病例还应考虑肿瘤浸润肠壁的深度。局部切除术在现代直肠肿瘤患者的治疗中起着有限的，但又十分重要的作用，其优点是创伤小、保留肛门括约肌功能、消除永久性肠造口所带来的极大不便。直肠局部切除术包括以下内容。

经肛门局部切除术：适用于位于下段直肠的息肉。对位于直肠中段的息肉，由于手术时部位较深，术野狭小，显露不良，使得经肛切除操作很困难。有时难以准确掌握手术切除的范围和深度，术后并发症及复发率较高。有 3%～10% 的病例术后发生直肠穿孔和直肠出血等并发症，复发率为 12%～30%。

经骶部切除术(Kraske 术)：由于该法不切断肛管外括约肌，术野显露较差，手术操作较为困难。术后易并发直肠皮肤瘘和伤口感染，术后总并发症发生率约为 34%。

经肛门括约肌径路切除术(Mason 术)：从直肠后途径显露，适用于直肠中下段腺瘤。由于切断肛管外括约肌，术野宽敞，易于在距肿瘤边缘 1 cm 处行直肠部分切除或节段性切除。

经肛内镜微创(显微)手术(transanal endoscopic microsurgery,TEM):这种新的微创外科技术设计巧妙,利用人体的自然开口(肛门)插入独特的单孔内镜外科系统,在腔内直达病变完成系列操作,利用立体视镜提供三维视野也是其独到之处。TEM集内镜、腹腔镜和显微手术3种技术特点于一身,微创、显露良好、切除精确,能切除较高部位的直肠肿瘤,并能获取高质量的肿瘤标本,与传统的局部切除术比较具有明显的优势。TEM无需皮肤切口,创伤小、恢复快,是治疗直肠良性肿瘤(包括息肉)和早期直肠癌的理想术式。

(5)如息肉已癌变,病理报告已浸透黏膜层和黏膜下层到达肌层,发展为浸润癌,则不论是广基还是带蒂息肉,原则上应按结直肠癌行根治性切除。但也有人报道,T_2期直肠下段癌行局部切除加放疗,疗效满意。

(6)绒毛状腺瘤癌变机会大,无论是局部切除还是电灼切除,切除及电灼范围要大,至少距离病变1 cm以上,若直肠内病变范围较大,可做保留肛门括约肌的直肠切除手术。

二、家族性腺瘤性息肉病

(一)诊断

1.症状

(1)有家族遗传史:发病自12～13岁开始,至20余岁息肉已遍及全大肠。

(2)临床表现:主要是大便带血及黏液便,腹泻、乏力、消瘦、贫血、有时有大小息肉脱出。

2.体检

肛门指检可触及多个葡萄串样大小息肉。

3.实验室检查

活检可明确病理类型。

4.辅助检查

(1)全结肠镜检查:可见多发腺瘤样息肉,难以见到正常黏膜,息肉仅累及大肠。

(2)气钡双重对比灌肠X线检查:可了解结直肠受累范围。

(二)鉴别诊断

1.Gardner综合征

Gardner综合征比家族性腺瘤性息肉病更少见。它的临床特征是除结直肠息肉病外,还可并发胃及小肠腺瘤、骨瘤病和皮肤软组织肿瘤。

2.黑斑息肉病

黑斑息肉病又称 Peutz-Jeghers 综合征，本病的特点是口腔黏膜、口唇、双侧手掌和足底有斑点色素沉着及胃肠道有多发息肉。息肉可以发生在胃到直肠的任何部位，以空肠及回肠最多见。腹部有时可触及包块伴有压痛，多为套叠的肠袢，此外有肠鸣音亢进等肠梗阻的表现。本病息肉与一般腺瘤样息肉不同，不含任何突出的细胞成分，由正常的肠黏膜腺体组成，属于错构瘤。

3.Cronkhit-Canada 综合征

本病的临床特点为皮肤色素斑及幼年性息肉共存。色素分布在手指尖掌侧及手背，指甲萎缩，为幼年性息肉合并外胚层的改变，前者具有典型的固有层增生、炎症细胞充填于扩大而移位的腺腔中等形态，尚无足够的证据说明其患消化道恶性肿瘤的可能性。

(三)治疗原则

家族性息肉病 40 岁后会发展为癌，故一经诊断应积极进行手术治疗。

(1)切除全结肠及直肠，永久性末端回肠造口术。

(2)切除全结肠，直肠内的腺瘤经结肠镜全部电灼切除，回肠直肠端-端吻合术，此种手术后应每 3～6 个月复查直肠镜，早期发现癌变。

三、黑斑息肉病

(一)诊断

1.临床表现

(1)黑斑息肉病(Peutz-Jeghers 综合征)的特点是口腔黏膜、口唇、双侧手掌和足底有斑点色素沉着及胃肠道有多发息肉。息肉可以发生在胃到直肠的任何部位，以空肠及回肠最多见。

(2)脐周部阵发性绞痛，持续时间不定而自行消失，腹部有时可触及包块伴有压痛，多为套叠的肠袢，此外有肠鸣音亢进等肠梗阻的表现。

(3)30%～50%患者的家族中有同样的病变。

2.实验室检查

(1)大便检查有血或潜血阳性。

(2)活检：本病息肉与一般腺瘤样息肉不同，不含任何突出的细胞成分，由正常的肠黏膜腺体组成，属于错构瘤。

3.辅助检查

(1)X 线钡餐、钡灌肠造影可见到胃肠道多发性息肉。

(2)电子(或纤维)胃镜与全结肠镜检查可直接观察到胃、结肠多发性息肉。

(二)鉴别诊断

1.家族性腺瘤性息肉病

本病有家族遗传史,发病自 12～13 岁开始,至 20 余岁息肉已遍及全大肠。主要临床表现是大便带血及黏液便,腹泻、乏力、消瘦、贫血、有时有大小息肉脱出肛门。肛门指检可触及多个葡萄串样大小息肉。结肠镜检查可见到多发腺瘤样息肉,难以见到正常黏膜,息肉仅累及大肠。活检可明确病理类型。

2.Gardner 综合征

Gardner 综合征比家族性腺瘤性息肉病更少见。它的临床特征是除结直肠息肉病外,还可并发胃及小肠腺瘤、骨瘤病和皮肤软组织肿瘤。

3.Cronkhit-Canada 综合征

本病的临床特点为皮肤色素斑及幼年性息肉共存。色素分布在手指尖掌侧及手背,指甲萎缩,为幼年性息肉合并外胚层的改变,前者具有典型的固有层增生、炎症细胞充填于扩大而移位的腺腔中等形态,尚无足够的证据说明其患消化道恶性肿瘤的可能性。

(三)治疗原则

有下列情况时可以考虑行手术治疗。

(1)肠套叠合并有明显肠梗阻。

(2)反复性发作较大量的肠道出血。

(3)发现有孤立较大的息肉,或多发息肉密集于某一肠段合并有反复发作腹部剧烈绞痛。

手术的目的主要为解决临床症状而不是进行根治。

第四节 肠憩室病

一、小肠憩室病

(一)空肠憩室病

1.诊断

(1)症状:空肠憩室无任何特异症状。可有消化功能障碍,如腹痛、腹泻、恶心等一般消化道症状。另外可有营养吸收不良，如脂肪泻、贫血等症状。出现并发症时，应有相应的表现，如并发消化道出血、肠梗阻、急性憩室炎合并穿孔。

(2)体检：空肠憩室本身无特异性体征。

(3)辅助检查：小肠X线气钡双重造影检查可发现憩室。并发消化道出血病例可采用^{99m}Tc红细胞显像诊断。选择性肠系膜上动脉造影对大量出血病例很有价值。小肠镜检查可对憩室进行直视观察。

(4)由于并发症而手术时可在术中得到确诊。

2.鉴别诊断

空肠憩室较少见，又缺乏典型的临床症状，易发生误诊或漏诊。空肠憩室出血为消化道出血的重要原因之一，应注意与消化性溃疡出血、食管静脉曲张破裂出血、胆道出血、小肠血管瘤或间质肿瘤出血相鉴别。空肠憩室穿孔后酿成为局限性或弥漫性腹膜炎者应注意与消化性溃疡穿孔或阑尾炎穿孔相鉴别。

3.治疗原则

(1)对没有明显临床症状的小肠憩室，可不进行治疗。对有轻度盲袢综合征的患者，可给予广谱抗生素。

(2)症状持续加重或有其他并发症时，应将病变肠管切除行空肠-空肠端-端吻合术。

(二)回肠憩室(梅克尔憩室)

1.诊断

(1)症状：①婴幼儿脐部有黏液样分泌物甚或大便样物。②并发消化道出血、穿孔、肠梗阻时有其相应的表现。

(2)体检：①婴幼儿脐部有皮肤糜烂，有时可见鲜红色息肉样黏液。②有卵黄管囊肿时，于脐部可触及囊性肿物，基底部活动稍大。③出现并发症时有相应的体征。

(3)辅助检查：①小肠X线气钡双重造影检查或钡灌肠检查可发现憩室。②并发出血时可采用^{99m}Tc红细胞显像，在下腹部获得放射性堆积区，有助于梅克尔憩室诊断。选择性肠系膜上动脉造影对大量出血病例很有价值。

2.鉴别诊断

无症状的梅克尔憩室很难预诊，而并发症憩室又缺乏特异的临床表现，因此容易漏诊或误诊。梅克尔憩室的主要并发症包括肠梗阻、下消化道出血、憩室炎、憩室穿孔、憩室疝及憩室肿瘤。应注意与其他原因所致的肠梗阻、下消化道出血、消化道穿孔等相鉴别。术前采用小肠X线气钡双重造影检查或钡灌肠检查，并发出血时采用^{99m}Tc红细胞显像，急症剖腹探查时仔细探查末端回肠有助于鉴别诊断。

3.治疗原则

主要是手术治疗。

(1)单纯憩室切除术：憩室基底细小、回肠壁健康或病变轻微者应行单纯憩室切除术。

(2)楔形切除手术：憩室基底部较宽或含有异位组织，基底部并存溃疡或穿孔者，应行楔形切除手术。

(3)回肠切除端-端吻合手术：憩室壁坏死穿孔或炎症波及邻近回肠；含憩室的回肠袢扭转或内疝伴肠坏死；巨大憩室无法单独切除者应将憩室的回肠段切除，并做回肠-回肠端-端吻合术。

(4)腹腔镜憩室切除手术：近年腹腔镜手术逐渐普及，对腹腔内无炎症及粘连，憩室条件适宜行单纯切除者可选择经腹腔镜切除憩室。

二、结肠憩室病

(一)诊断

1.症状

单纯的结肠憩室病一般不引起症状，发生并发症时可引起症状，主要并发症是炎症及出血。主要症状为大便习惯改变和大便带血。

2.体检

单纯的结肠憩室病本身无特异性体征。

3.实验室检查

结肠憩室并发出血时大便潜血试验可呈阳性。

4.辅助检查

X线钡灌肠可见肠壁不整齐及肠腔外钡影。结肠镜检查可直视下观察病变，并可取活组织检查。选择性肠系膜上或下动脉造影可明确憩室出血部位。

(二)鉴别诊断

1.结肠癌

结肠癌与结肠憩室病有较多相似之处。但憩室炎腹痛较剧烈，伴有发热、白细胞计数增多；结肠癌出血多呈潜血阳性或少量出血，而憩室病出血可少量、中等量或大量出血。约有20%的结肠憩室患者合并有息肉或肿瘤。X线钡灌肠检查结合结肠镜检查并取活检有助于鉴别结肠癌与结肠憩室病。

2.阑尾炎

盲肠憩室炎或乙状结肠憩室炎位于右下腹时，可出现类似阑尾炎症状，但阑尾炎较憩室炎更为常见，多有转移性右下腹痛的特点。盲肠憩室炎早期疼痛固定于右髂窝，无转移性右下腹痛的特点，从症状出现到入院时间较长(3～4天)，呕吐较少，恶心和腹泻多见。如果不排除阑尾炎，可进行手术探查，如发现有憩室炎，通常一并切除。

3.非特异性炎性肠疾病

结肠炎性疾病和憩室炎均可出现腹痛、大便习惯改变、便血和发热。溃疡性结肠炎易同憩室炎鉴别，溃疡性结肠炎几乎都波及直肠，故直肠镜检即可简单准确地排除溃疡性结肠炎。憩室炎和克罗恩病均可形成窦道、梗阻和脓肿，当造影发现多发的腔内病变和纵行的黏膜下瘘管时，则克罗恩病的可能性大。老年患者的结肠憩室病和克罗恩病较难鉴别时，可行X线钡灌肠或内镜检查以正确诊断。

4.消化道出血

憩室并发出血时，症状类似十二指肠溃疡出血，如经直肠排出大量鲜红血液，常伴有低血容量性休克表现，应仔细鉴别。询问病史、体检、留置胃管、胃镜检查，可排除上消化道出血。先天性血管发育不良、动静脉畸形、毛细血管扩张症、血管病为下消化道出血病因。憩室病并发大出血，核素扫描和结肠镜检有助于诊断，但选择性肠系膜动脉造影在急性出血时是最可靠、最有确诊意义的检查，根据造影血管走行、分布、造影剂是否外溢和肠管显影判断病灶位置，区别憩室、肿瘤和血管畸形。

(三)治疗原则

(1)单纯结肠憩室病一般无症状，不需治疗。

(2)急性憩室炎症治疗以非手术疗法为主，使用抗生素等综合疗法；憩室出血可应用输血、止血治疗。

(3)结肠憩室出现急性穿孔，炎性肿块形成腹腔脓肿，并发大量便血时可考虑手术治疗，手术方法包括：①穿孔缝合加引流；②腹腔脓肿引流；③脓肿引流加横结肠造口；④切除病变结肠，近端结肠造口，远端缝闭或造口，二期结肠吻合术；⑤切除病变结肠，一期结肠吻合术；⑥憩室出血，行选择性肠系膜上或下动脉造影后，经导管直接滴注加压素止血。

第五节 短肠综合征

一、诊断

(一)临床表现

(1)广泛小肠切除术,特别是回肠及回盲部切除术病史。

(2)营养障碍,如体重减轻、肌肉消耗、乏力、贫血、低蛋白血症、维生素缺乏及微量元素缺乏。

(3)回肠切除后如结肠完整,10%的患者可出现草酸钙泌尿系统结石。

(二)实验室检查

大便检查示:水样便及镜下大量脂肪球;胃酸测定示:胃酸量明显增加。

(三)辅助检查

纤维小肠镜检查示小肠黏膜增生。

二、鉴别诊断

短肠综合征的最初症状是腹泻伴随着大量水和电解质的丢失,腹泻为水样泻。应注意与术后肠道菌群紊乱相鉴别。根据广泛小肠切除病史或者术后较长时间广谱抗生素应用病史,结合大便涂片或者大便细菌培养结果,一般不难鉴别。另外,短肠综合征还应注意与手术引起内瘘或盲袢形成而导致的盲袢综合征相鉴别。详细询问病史,应用 Schilling 试验和 ^{14}C-木糖呼吸试验有助于鉴别诊断。

三、治疗原则

(1)早期胃肠外营养,维持水、电解质和酸碱平衡;辅以减少肠道运动的药物。

(2)2~3 周后,胃肠内营养,以单糖、氨基酸、中链三酰甘油等易消化吸收的营养物质为主,少量多次,经口饮食应等渗,热量主要由静脉补充。

(3)8~10 周后,完全胃肠内营养,注意维生素及钙镁的补充。

(4)少数患者需终生胃肠外营养。

第六节 盲袢综合征

一、诊断

(一)临床表现

(1)患者有慢性腹泻及脂肪泻,伴有脂溶性维生素丢失。

(2)贫血、体重减轻和营养不良。

(3)可出现低钙表现。

(4)不全性肠梗阻表现。

(5)盲袢中肠内容物淤积和细菌感染可引起炎症出血,或破溃形成局限性脓肿及肠瘘。

(二)实验室检查

1.应用 Schilling 试验可帮助诊断

口服维生素 B_{12} 后尿维生素 B_{12} 排出量低于正常,而当给予内因子后尿维生素 B_{12} 排出量无改变。当口服四环素 3～5 天后则尿维生素 B_{12} 排出量可接近正常。

2.^{14}C-木糖呼吸试验

木糖在近端小肠内被细菌分解,口服 ^{14}C-木糖 1 g/3.7×10^5 Bq 后 60 分钟即可从呼吸中测得含氧量增加,而其他原因引起的吸收不良患者或正常人均无此现象。

二、鉴别诊断

如为手术造成盲袢形成,则根据手术史和上述临床表现应能作出诊断。如果没有手术史特别是以贫血为主要症状者,应与恶性贫血进行鉴别。应用 Schilling 试验和 ^{14}C-木糖呼吸试验可帮助鉴别诊断。

三、治疗原则

(1)支持疗法:纠正低蛋白血症和贫血,补充多种维生素及矿物质,可经胃肠外途径给予维生素 B_{12},同时应给足量抗生素。

(2)如有内瘘、肠盲袢、肠憩室等应行手术治疗。能一期切除的尽量一期切除吻合。外科原因所致的经手术纠正后症状多能缓解。

第七节 肠 肿 瘤

一、小肠良性肿瘤

(一)诊断

1.临床表现

腹痛、肠梗阻、消化道出血、腹部肿物。

(1)小肠平滑肌瘤:早期患者多无症状,肿瘤直径在 4 cm 以上开始出现症状。主要表现为消化道出血,出血量多少不等,患者可因长期失血而致贫血。部分患者腹部可触及肿块,肿块表面平滑、较硬、有弹性、无压痛,活动度良好。10%～20%的患者因引起慢性肠梗阻或肠套叠出现症状。

(2)小肠脂肪瘤:多发生于 50 岁以上的患者。肿瘤多为单发,亦有多发。肿瘤小时无症状,除因肿瘤增大被触及来就诊外,半数以上病例是因出现肠套叠症状来诊。与其他小肠良性肿瘤相比,少发生消化道出血和肠梗阻。

(3)小肠血管瘤:主要表现为消化道出血,有间歇性黑便、血便,因长期反复出血导致贫血,亦可有急性大出血。多无腹痛,触不到肿块。

(4)小肠腺瘤:好发于十二指肠和回肠。腺瘤较小时多无症状。最常见的临床症状为肠套叠,发生率约占 50%。亦有首次发作表现为严重的肠梗阻症状。约 30%患者出现程度不同的消化道出血。少部分患者腹部可触及肿块。小肠多发腺瘤也可是家族性结肠息肉病的小肠表现。

2.实验室检查

大便潜血可阳性。

3.辅助检查

(1)全消化道 X 线钡餐造影:对小肠进行逐段检查,易于发现病变。

(2)十二指肠和小肠低张 X 线气钡双重造影:易于发现病变。

(3)纤维十二指肠镜、纤维小肠镜和结肠镜检查:可发现十二指肠、空肠上段和回肠末端肿瘤。

(4)选择性肠系膜上动脉造影:对小肠血管瘤和含血管的平滑肌瘤诊断有帮助。

(5)核素扫描:有助于判断出血部位。

(二)鉴别诊断

1.消化性溃疡

由近段空肠和十二指肠肿瘤引起的腹痛、出血与胃十二指肠消化性溃疡的症状相似。而溃疡病所致的腹痛常有一定的规律性。X线钡餐造影结肠和内镜检查有助于鉴别诊断。

2.原发性小肠恶性肿瘤

原发性小肠恶性肿瘤的临床表现与小肠良性肿瘤相似,难以鉴别。对于腹部可触及肿块的病例,良性肿瘤表面平滑、边界清楚、活动度较大,而恶性肿瘤多数边界不清、表面不平滑、硬、活动度较小。平滑肌肿瘤的良、恶性鉴别主要根据肿瘤大小和显微镜下核分裂象的数目。对于术中难以判断良、恶性的病例,术中冷冻病理检查有一定帮助。

3.回肠末端肿瘤

引起的腹痛常易被误诊为阑尾炎、克罗恩病、肠结核或妇科疾病,应注意鉴别。

(三)治疗原则

手术切除病灶是唯一有效的治疗方法,可预防因肿瘤引起的肠套叠、肠梗阻等并发症。根据肿瘤大小和在肠壁的位置确定切除范围。肿瘤小、带蒂、位于系膜对侧者,可行肠壁楔形切除,或切开肠壁,切除肿瘤,横行缝合肠壁切口。肿瘤较大或位于肠壁系膜缘,可行肠段切除。距回盲瓣 5 cm 以上的回肠良性肿瘤,可保留回盲瓣;不足 5 cm 者作回盲部切除。肠套叠如无明显粘连,复位后肠管亦无血液循环障碍,按上述原则处理。如套叠肠段粘连严重,不宜勉强复位,应将套叠肠段连同肿瘤一并切除。肿瘤较大,有坏死或合并溃疡,该区肠系膜淋巴结肿大,难以与恶性肿瘤鉴别者,按恶性肿瘤处理。

二、原发性小肠恶性肿瘤

(一)诊断

1.临床表现

腹痛、肠梗阻、消化道出血、腹部肿物。

(1)恶性肿瘤肠梗阻主要由肿瘤浸润造成肠腔狭窄所致,常表现为慢性不完全性梗阻。

(2)恶性肿瘤肠穿孔较多见,可形成内瘘或外瘘。

(3)腹部肿物多较硬,呈结节状,常伴有压痛。

2.实验室检查

大便有血或潜血阳性,血常规检查有血红蛋白红细胞计数减少、贫血,对诊断有价值。

3.辅助检查

(1)全消化道X线钡餐造影:对小肠进行逐段检查,易于发现病变。

(2)十二指肠和小肠低张X线气钡双重造影:易于发现病变。

(3)纤维十二指肠镜、纤维小肠镜和结肠镜检查:可发现十二指肠、空肠上段和回肠末端肿瘤。

(4)选择性肠系膜上动脉造影:对含血管的平滑肌肉瘤诊断有帮助。

(5)核素扫描:有助于判断出血部位。

(二)鉴别诊断

1.消化性溃疡

由近段空肠、十二指肠肿瘤引起的腹痛、出血与胃十二指肠消化性溃疡的症状相似。而溃疡病所致的腹痛常有一定的规律性。X线钡餐造影结肠和内镜检查有助于鉴别诊断。

2.小肠良性肿瘤

小肠良性肿瘤的临床表现与原发性小肠恶性肿瘤相似,难以鉴别。对于腹部可触及肿块的病例,良性肿瘤表面平滑、边界清楚、活动度较大,而恶性肿瘤多数边界不清、表面不平滑、硬、活动度较小。平滑肌肿瘤的良、恶性鉴别主要根据肿瘤大小和显微镜下核分裂象的数目。对于术中仍难以判断良、恶性的病例,术中冷冻病理检查有一定帮助。

3.回肠末端肿瘤

引起的腹痛常易被误诊为阑尾炎、克罗恩病、肠结核或妇科疾病,应注意鉴别。

(三)治疗原则

(1)行小肠恶性肿瘤根治切除术:将肿瘤连同近肠管系膜及区域淋巴结一并整块切除。为清除区域淋巴结,小肠可做较广泛的切除,一般两端各距肿瘤不少于15 cm为宜。

(2)如肿瘤已与周围组织浸润固定不宜切除时,行短路(捷径分流)手术以缓解梗阻。

(3)手术后根据情况给予化疗、放疗及中医中药治疗等。

三、肠类癌

(一)诊断

1.临床表现

(1)十二指肠类癌:可有上腹痛等与胃癌相似症状,若生长于十二指肠乳头附近,可引起与壶腹癌相同的临床表现。

(2)小肠类癌:多见于回肠,特别是末端回肠,临床上可有慢性梗阻症状。末端回肠类癌可引起肠套叠,右下腹疼痛或可触及包块,肝转移后可出现类癌综合征。可出现面色潮红、腹泻、哮喘等症状。

(3)结肠类癌:大多位于盲肠或升结肠,小的肿瘤无症状,不易被发现。肿瘤增大后可有局部疼痛或可触及包块,此时大多已有转移。

(4)直肠类癌:是胃肠类癌的常见部位,以单发为主。小的直肠类癌无症状,直肠指检可偶然发现,长大破溃后可出现便后里急后重等与直肠癌相似的临床表现。

2.实验室检查

尿5-羟吲哚乙酸(5-HIAA)测定:24小时尿内5-HIAA>25 mg为阳性,>50 mg有确诊意义。血清5-羟色胺测定:正常值为0.1~0.3 μg/mL,类癌高达0.5~3 μg/mL。尿组胺测定:类癌高达4.5 mg/24 h尿(正常值为23~90 μg/24 h尿)。

3.辅助检查

(1)组织活检:通过纤维内镜或细针穿刺对可疑部位活检后进行病理诊断。

(2)腹部B超及CT检查:有助于发现肝部转移灶。

(二)鉴别诊断

1.急性或慢性阑尾炎

除出现类癌综合征外,绝大多数阑尾类癌病例的症状酷似急性或慢性阑尾炎。多数病例因诊为急性或慢性阑尾炎而行阑尾切除,或因行腹腔其他手术附带切除阑尾,病理检查后才被诊断。因阑尾类癌的肿块小,术中不易发现,或触摸时将肿瘤误认为粪石未予以重视以致漏诊。因此切除阑尾后均应常规仔细触摸阑尾,尤其是对阑尾尖端,检查有无结节或壁增厚,必要时剖开阑尾,仔细观察,标本必须常规行病理检查。

2.结直肠癌

结直肠类癌症状与结直肠癌相似，但出血不如结直肠癌多见，少引起肠梗阻。当结直肠类癌侵犯黏膜发生溃疡或肿瘤破溃呈菜花样时，内镜检查所见与结直肠癌相似。多次活检有助于正确诊断。

3.其他小肠肿瘤

小肠类癌早期无特异的临床症状，肿瘤长大后临床上主要表现为腹痛、慢性肠梗阻和腹部包块。与其他小肠良恶性肿瘤难以鉴别。类癌综合征症状以及尿5-羟吲哚乙酸(5-HIAA)测定对于鉴别诊断有重要意义。对于无类癌综合征症状的病例，常因术后病理检查而确诊。

(三)治疗原则

1.手术治疗

未转移者切除原发病灶能根治。肝转移者尽量同时切除转移灶，症状可明显缓解。

2.化疗

恶性类癌对于放疗及化疗均不敏感。行5-FU、链佐星、阿霉素联合应用可有一定疗效，但不持久。

3.对症治疗

抗5-羟色胺的药物如甲基麦角胺，α-受体阻滞剂如酚妥拉明、酚苄明，肾上腺皮质激素等可使相应的症状减轻。

四、结肠癌

从全世界范围看，我国为结直肠癌低发地区，但发病率呈上升趋势，尤其是结肠癌的发病率迅速上升。随着人们生活方式变化，尤其是膳食结构的改变，预测结肠癌发病率将可能继续上升。

(一)诊断

1.症状

排便习惯改变和大便带血，腹部隐痛或胀气、贫血、消瘦等全身消耗性症状。部分患者可触及腹部肿块。中晚期可出现急性或慢性肠梗阻表现。右半结肠癌以贫血、消瘦等表现为主，而左半结肠癌则以肿瘤梗阻表现更为突出。

2.体检

腹部偶可触及质硬、表面不光滑、活动度小的肿块。

3.实验室检查

大便潜血为阳性，血清癌胚抗原(CEA)可升高。

4.辅助检查

(1)X线钡灌肠检查可见结肠有充盈缺损、黏膜破坏、肠壁僵硬、肠腔狭窄等征象。

(2)全结肠镜检查和活检可明确诊断。

(3)B超检查可初步了解有无腹部肿块及有无肝转移。

(4)CT扫描可发现肝内有无转移灶及腹主动脉旁淋巴结有无肿大。结肠CT重建及仿真内镜检查有助于结肠癌的定位诊断。

(二)鉴别诊断

1.结肠炎性疾病

结肠癌的鉴别诊断主要是结肠炎性疾病如肠结核、血吸虫病肉芽肿、阿米巴病肉芽肿、克罗恩病、溃疡性结肠炎等。发病时的症状、病期的长短、粪便的寄生虫检查、钡灌肠X线影像等均有助于鉴别，通过全结肠镜检查及组织活检，鉴别当无困难。

2.结肠其他恶性肿瘤

结肠其他恶性肿瘤如结肠恶性淋巴瘤、结肠类癌、结肠肉瘤等的临床表现与结肠癌类似，应注意鉴别。应用X线钡灌肠检查、全结肠镜检查及结肠镜下多次活检有助于正确诊断。

(三)治疗原则

结肠癌的治疗仍以外科手术为根治的基础，有手术适应证者仍以外科手术为首选治疗方式。其根治性手术为原发灶大块切除，根治在于能达到治愈目的，不能获根治的手术为姑息性手术。根治术需切除相应的淋巴回流区域，至于切除多少结肠与相应淋巴组织，仍应依赖于个体化的设计。正确的结肠切除范围在很大程度上取决于需清除区域淋巴引流范围、应切除血管的范围，血管切除多切除肠管亦多。近年来腹腔镜手术已被广泛应用于治疗各种结直肠疾病，包括结肠癌。腹腔镜结直肠手术在技术上是可行的，但在恶性肿瘤的根治问题上仍存有争议。腹腔镜结直肠手术属于微创手术，但在手术操作中，处理原有疾病的基本原则并没有改变。

1.根治性切除术

适用于病变无远处转移者。切除范围需包括癌肿所在的肠袢及其系膜和区域淋巴结。

(1)根治性右半结肠切除术:适用于盲肠、升结肠和结肠肝曲的癌肿,切除范围应包括长 15～20 cm 的回肠末段、盲肠、升结肠、右半横结肠,及其系膜、系膜供应血管根部周围的系膜淋巴结,呈整块切除。作回肠和横结肠端-端或端侧吻合术。

(2)横结肠癌根治切除术:适用于横结肠癌。切除包括肝曲和脾曲的整个横结肠,包括胃结肠韧带的淋巴结组,行升结肠和降结肠端-端吻合。倘若因两端张力大而不能吻合,对偏左侧的横结肠癌,则可切除降结肠,行升结肠、乙状结肠吻合术。

(3)根治性左半结肠切除术:适用于结肠脾区和降结肠癌。切除范围应包括左半横结肠、降结肠,并根据降结肠癌位置的高低切除部分或全部乙状结肠,及其系膜、系膜供应血管根部周围的系膜淋巴结,呈整块切除。然后作结肠间或结肠与直肠端-端吻合术。

(4)乙状结肠癌根治切除术:要根据乙状结肠的长短和癌肿所在的部位,分别采用切除整个乙状结肠和全部降结肠,或切除整个乙状结肠、部分降结肠和部分直肠,作结肠直肠吻合术。

2.姑息性切除术

(1)有周围脏器侵犯,肿瘤可完整切除时,可行联合脏器切除。

(2)有远处转移,但肿瘤局部尚未固定,可行肠切除吻合术或同时行转移灶切除。

(3)局部浸润粘连广泛,为预防或解除肠梗阻,可行造瘘或转流术。

3.化疗

用于术后辅助化疗或未能手术的晚期患者。

4.放疗

可用于骨转移瘤,具有减痛效果。

第十三章

直肠肛管疾病

第一节　先天性直肠肛管疾病

一、先天性直肠肛管畸形

先天性直肠肛管畸形是胚胎时期后肠发育障碍所致的消化道畸形，疾病谱自轻度的肛管狭窄过渡到残存泄殖腔的严重畸形。绝大多数患儿存在直肠通往其他部位的瘘管，男婴最常见的畸形为肛门闭锁合并直肠尿道瘘，女婴为肛门闭锁合并直肠前庭瘘。

（一）诊断

1.症状

出生后24小时不排胎便。无瘘的直肠肛管闭锁和伴狭小瘘管者出生后早期就出现腹胀、进奶后呕吐等低位梗阻症状。

2.体检

(1)低位畸形(约40%)：①正常肛门处为薄膜覆盖，隐约可见胎粪存在，哭闹时隔膜可向外膨出；②合并会阴或前庭瘘者，男婴开口在肛门与阴囊根部之间，女婴开口常在阴唇后联合的舟状窝处；③可为轻度畸形，如单纯的肛管狭窄。

(2)中位畸形(约15%)：①无瘘者肛门部外观与高位畸形相似；②有瘘者可自尿道(男婴)、阴道或舟状窝(女婴)排便；③探针可通过瘘口进入直肠，于肛门部可触及探针的顶端。

(3)高位畸形(约40%)：①正常肛门位置皮肤稍凹陷、色深，但无肛门，哭闹时凹陷不向外膨出，触摸该处也无冲击感；②男婴常伴泌尿系统瘘，女婴常伴阴道瘘；③此类患儿常合并上尿路及脊柱畸形。

(4)泄殖腔畸形：胚胎发育过程中的泄殖腔若未能正常发育而残存至出生，

便形成尿道、阴道、直肠共同开口于一个腔孔的泄殖腔畸形。为罕见且仅见于女性的畸形。

3.实验室检查

合并泌尿系统瘘者,尿中混有胎粪,镜下见鳞状上皮细胞。

4.辅助检查

(1)X线倒立侧位摄片:根据PC线区分高、中、低位畸形;受医师主观判断影响较大,现已较少应用。

(2)瘘管造影:明确位置。

(3)B超:不受直肠内气体影响,诊断准确。

(4)CT和MRI:可靠地显示直肠闭锁盲端的高度,以便选择术式、估计预后。

(二)鉴别诊断

诊断多无困难,更重要的是准确测定直肠闭锁的高度,判断直肠盲端与肛提肌、耻骨直肠肌的关系及是否合并泌尿系统瘘及脊柱畸形,以便采取合理的治疗措施。

直肠尿道瘘的胎粪不与尿液混合,胎粪排出后,尿液清;直肠膀胱瘘的尿液内混有胎粪,呈绿色。

如女婴的会阴部只见一个开口,大小便均从此口流出,可诊断为泄殖腔畸形。

(三)治疗原则

绝大多数应早期手术。

1.低位畸形

(1)会阴前肛门狭窄,排便功能无障碍者不需治疗。

(2)肛管或直肠下端轻度狭窄可采用扩张术。

(3)肛门皮肤瘘做“后切”手术。

(4)膜性肛门闭锁可经会阴行肛门成形术。

低位畸形治疗多可一次手术完成,无需行肠造口或分期手术。

2.中位或高位畸形

(1)经典手术治疗为三期疗法:出生后先行乙状结肠造口术;6个月后行骶会阴、腹骶会阴或后矢状入路肛管成形术;再经3个月后还纳造口。

(2)目前在出生后一次性行根治术,效果也很好。

(3)近年来有报道行腹腔镜一次性手术治疗,近期效果理想。

其优势在于可在直视下将新直肠置于肛提肌、肛门括约肌中央,而无需切断这些与控制大便密切相关的肌性结构。与传统的后矢状入路相比,腹腔镜术式的远期效果尚待进一步阐明。

3.直肠前庭瘘

如瘘孔大、小便困难,于出生后即行骶会阴肛管成形术;如瘘孔较大,可于6个月以后施行手术。

二、先天性巨结肠

先天性巨结肠又称 Hirschsprung 病、肠管无神经节细胞症。由于肠壁肌间(Auerbach)神经丛和(或)黏膜下神经丛的神经节细胞缺失,导致病变肠段不协调收缩、无法松弛,造成不全性肠梗阻、近端结肠显著扩张,形成巨结肠。近80%患者的神经节缺失肠段位于直肠至远端乙状结肠。

(一)诊断

1.症状

(1)通常在出生后24~48小时出现症状。胎粪排出延迟(24小时内无胎粪排出)。

(2)腹胀、呕吐,低位肠梗阻症状;直肠指诊可导出大量粪便与气体,之后症状明显减轻,但数小时后症状再现。

(3)食欲差,长期营养不良出现贫血、消瘦、全身水肿。

(4)约1/3患儿并发小肠结肠炎,排出大量奇臭的水样便,伴腹胀、高热,严重脱水及电解质紊乱,是致死的主要原因。

2.体检

(1)蛙腹:腹壁静脉怒张、肠型、蠕动波、肠鸣音减少、偶闻亢进、左下腹巨大粪块。

(2)直肠指诊:内括约肌紧缩,肛管内无器质性狭窄,直肠远端无粪便滞积,壶腹部空虚,拔出手指时有大量气体和粪便排出,腹胀立即减轻。

3.实验室检查

白细胞计数可轻度升高,血红素下降,血清蛋白可减少。

4.辅助检查

(1)立位腹部平片:低位肠梗阻。

(2)稀钡灌肠X线检查:有诊断价值;通常导管插入直肠仅数厘米即可,以便显示无扩张的神经节缺失肠段、移行段以及扩张的近端肠管。

(3)直肠内括约肌测压：诊断阳性率＞90%。

(4)直肠壁活检病理(标本须包含黏膜及黏膜下层)：光镜下见不到神经节细胞。

(5)直肠黏膜乙酰胆碱酯酶(ACh E)定性：为阳性。诊断准确率＞90%且安全。

(6)红细胞 ACh E 活力测定：明显增高。

(7)肌电图检查：诊断率 70%左右。

(二)鉴别诊断

根据典型临床表现，先天性巨结肠诊断一般不难。

1.胎粪填塞综合征

多发生在未成熟儿，直肠下端有黏稠大便填塞可使胎便延迟排出。患儿出现腹胀，但很少呕吐，多数患儿可逐步自行排出或经直肠指诊和开塞露射肛、洗肠等措施后排出胎粪，胎粪一经排出不留任何后遗症。无反复便秘症状，X 线检查可鉴别。

2.超短段型无神经节细胞症

病变仅限于直肠末端，于直肠齿状线和其上 1 cm、2 cm、4 cm 处行黏膜、黏膜下组织活检可观察到从无神经节细胞至正常肠段的狭窄过渡区。可行保守或手术治疗。

3.继发性巨结肠

先天性肛门狭窄或先天性直肠肛管畸形术后肛门狭窄引起排便不畅，直肠继发代偿性扩张形成巨结肠。其神经节细胞仍存在，结合有手术史，诊断不难。

(三)治疗原则

1.非手术治疗

扩肛、减压结肠，温盐水洗肠。对于新生儿可有效缓解症状，但不适合长期应用。一旦明确诊断，患儿应禁食，准备接受手术治疗。

2.手术治疗

(1)手术指征：①常见型巨结肠，全身情况良好者，新生儿期即可行根治术；②生后如全身情况严重或长段型巨结肠可先行结肠造瘘，1 岁后行根治术；③短段型先试用中西医结合治疗。

(2)手术原则:切除狭窄的神经节缺失肠段和明显扩张、肥厚、丧失正常功能的近端结肠,将具有正常神经支配的近端结肠与直肠进行吻合(紧邻齿状线上方),合理重建肠道以达到正常排便功能。

(3)手术方式:传统术式有 Swenson、Duhamel(改良 Ikeda)、Soave 术等。新术式有腹腔镜手术、经肛门入路手术。

第二节 肛管直肠损伤

一、诊断

(一)症状

(1)外伤史(戳伤、器械伤、手术损伤、火器伤等),腹痛,感染(急性腹膜炎,直肠周围);若损伤时间较长、污染严重,可发生感染性休克。

(2)损伤严重者可伴有大出血和休克。

(3)若合并膀胱、尿道损伤,伤后不能排尿或尿内有血、粪便或有尿液自肛管流出。

(二)体检

(1)有无腹膜刺激征。

(2)肛管、直肠内有血液流出。

(3)有粪便自开放伤口溢出。

(4)常规做直肠指诊:指套染血,可扪到破口、破损区肿胀和压痛。

注意破损部位、方位,是否伤及尿道、阴道,以及是否进入游离腹腔。检查肛管括约肌是否受损。

(三)实验室检查

血白细胞计数增高,血红蛋白降低。

(四)辅助检查

病情允许时,可行以下检查。①腹部、盆腔 X 线:有无异物、膈下积气和骨盆骨折;②CT:肠周组织可见炎性水肿表现,有时可于肠壁内或肠周组织内见到气体影。若为腹膜内直肠损伤,可见到腹盆腔游离气体;③直肠镜、乙状结肠镜检查：不作为常规。

二、鉴别诊断

肛管伤容易诊断。

腹膜内直肠伤有急性腹膜炎的临床表现，但其轻重与穿孔的时间、穿孔的大小有关；腹膜外直肠伤无腹膜炎表现，腹痛不如腹膜内损伤重，但感染一般较严重，多合并有厌氧菌感染，最易向直肠周围扩展。

三、治疗原则

早期手术。

（一）肛管损伤

如损伤轻，只需行单纯清创缝合；如损伤重，应行乙状结肠造口。如肛管括约肌部分撕裂而肛直肠环尚完整，行清创、引流术；如肛管括约肌完全断裂，除非为清洁切割伤，否则不要试图进行修补，而应行清创、引流术，同时做乙状结肠造口，待后期再次手术修复括约肌。

（二）腹膜外直肠损伤

剖腹探查。取膀胱截石位。完全性乙状结肠造口。自上而下打开直肠周围间隙：切开直肠两侧盆壁腹膜，分开直肠前壁与精囊腺、前列腺（或阴道）之间的间隙，经会阴或经腹修补直肠损伤，清除直肠周围间隙的异物及坏死组织，彻底清创、引流。

（三）腹膜内直肠损伤

尽早行剖腹探查。取膀胱截石位。直肠伤口缝合修补，完全性乙状结肠造口（应尽量靠近破损处做造口，以减少该部位的粪便污染）。术中可将直肠内粪便推挤入近端正常的结肠内；且如有可能，行远端肠道冲洗，以减轻残余粪便的污染。充分冲洗盆腔，并放置直肠后间隙引流。术中探查盆腔其他脏器，判断是否存在复合脏器伤并做相应处理。

除损伤极轻微的患者外，围术期均应静脉给予抗生素治疗，并需要覆盖厌氧菌。对于有粪便污染的损伤部位不要进行表面缝合，以免形成脓肿及蜂窝织炎。

第三节 直肠肛管周围脓肿

直肠肛管周围脓肿是指直肠肛管周围软组织内或其周围间隙发生的急性化脓性感染，形成脓肿，也可继发于肛周皮肤感染、损伤、肛裂、内痔、药物注射、骶尾骨骨髓炎等。另外克罗恩病、溃疡性结肠炎及血液病患者易并发直肠肛管周围脓肿。

一、病因和病理

绝大部分直肠肛管周围脓肿是由肛腺感染引起。肛腺多位于内外括约肌之间。腹泻、便秘时易引发肛腺发炎，向上可达直肠周围疏松结缔组织，形成高位肌间脓肿或骨盆直肠间隙脓肿；向下达肛周皮下，形成肛周脓肿；向外穿过外括约肌，形成坐骨肛管间隙脓肿；向后可形成肛管后间隙脓肿或直肠后间隙脓肿。以肛提肌为界，将直肠肛管周围脓肿分为肛提肌上部脓肿和肛提肌下部脓肿。

二、诊断

(一)症状

1.肛周脓肿

最常见，全身感染症状不明显，以局部症状为主，肛周持续性跳动性疼痛，行动不便，坐卧不安。病变处明显红肿，有硬结和压痛，脓肿形成可有波动感，穿刺可抽出脓液。

2.坐骨肛管间隙脓肿

坐骨肛管间隙脓肿又称坐骨直肠窝脓肿，也比较常见，多由肛腺感染经外括约肌向外扩散到坐骨直肠间隙而形成。此间隙较大，因而形成的脓肿亦大而深，容量可达 60～90 mL。患侧出现持续性肿胀痛，逐渐加重，继而为持续性跳痛，排便或行走时疼痛加剧，可有排尿困难和里急后重；全身症状明显，如头疼、乏力、发热、食欲缺乏、恶心、寒战等。早期症状不明显，以后出现肛门患侧红肿，双臀不对称；局部触诊或直肠指检时患侧有深压痛，甚至波动感。如不及时切开，脓肿多向下传入肛管周围间隙，再由皮肤穿出，形成肛瘘。

3.骨盆直肠间隙脓肿

骨盆直肠间隙脓肿又称骨盆直肠窝脓肿，较为少见，但很重要。多由肛腺脓肿或坐骨直肠间隙脓肿向上穿破肛提肌进入骨盆直肠间隙引起，也可由直肠炎、直肠溃疡、直肠外伤引起。此间隙较大较深，引起局部症状不明显但全身症状较重，早期即可有全身中毒症状，如发热、寒战等，局部有直肠坠胀、便意、排尿困难。局部皮肤多无异常，直肠指检可在直肠壁上触及肿块，有压痛和波动感。诊断可由肛管超声或CT检查，穿刺抽出脓液可作出最后诊断。

4.其他

肛门括约肌间隙脓肿、直肠后间隙脓肿、高位肌间脓肿、直肠壁内脓肿（黏膜下脓肿）。位置深，局部症状不明显，主要表现为会阴部坠胀和排便疼痛感；有不同程度的全身感染症状，直肠指检可摸到疼痛性肿块。

（二）体检

直肠指诊：肛门周围有硬结或肿块，局部温度增高、压痛或有波动；位于肛提肌以上的脓肿可触及痛性肿块。肿块有波动时穿刺可抽出脓液。

（三）实验室检查

血常规化验结果表现为白细胞计数及中性粒细胞计数增高。

（四）辅助检查

B超或CT检查可探及脓腔。

三、鉴别诊断

（一）血栓性外痔

边界清楚，周围皮肤无炎性反应，但有时可引起脓肿。

（二）肛周皮肤疖肿感染

有一个或多个毛囊感染病史，表面可见脓头，可发展成脓肿。

四、治疗原则

（一）非手术治疗

抗生素治疗：选用对革兰氏阴性杆菌有效的抗生素；局部坐浴或理疗。

服缓泻剂或液状石蜡以减轻排便时疼痛。

（二）手术治疗

脓肿切开引流是治疗直肠肛管脓肿的主要方法，一旦明确诊断，即应切开引流。手术方式是因脓肿部位而定。

1.肛周脓肿

在局部麻醉下进行，以波动感明显处作放射形切口，无需填塞以保证引流通畅。

2.坐骨肛管间隙脓肿

手术要在腰麻或骶麻下进行，在压痛明显处用粗针先作穿刺，抽出脓液后，在该处作一平行于肛缘的弧形切口，切口要够长，可用手指探查脓腔。切口应距肛缘 3～5 cm 以免损伤括约肌。置管或放油纱布条引流。

3.骨盆直肠间隙脓肿

在硬膜外麻醉或全身麻醉下进行，切开部位因脓肿来源不同而不同，脓肿向肠腔突出，手指在直肠内可触及波动，应在肛镜下行相应部位切开引流，切缘用可吸收线缝扎止血；若经坐骨直肠间隙引流，日后易出现肛门括约肌外瘘。对于经括约肌肛瘘感染者，引流方式与坐骨肛管间隙脓肿相同，只是手术切口应稍偏后外侧，示指在直肠内做引导，穿刺出脓液后，切开皮肤、皮下组织，使用止血钳分离，当止血钳触及肛提肌时，会遇到阻力，在示指的引导下，稍用力就可穿破肛提肌达脓腔。若经直肠壁切开引流，易导致难以治疗的肛管括约肌瘘。其他部位脓肿若位置较低，在肛周皮肤上直接切开引流；若位置较高，应在肛镜下切开直肠壁引流。

第四节　痔

痔是最常见的疾病，任何年龄均可发病，随着年龄的增长，其发病率增高。痔分为内痔、外痔和混合痔。

一、病因

病因尚不完全清楚，目前主要有以下学说。

（一）静脉曲张学说

认为痔的形成由静脉扩张淤血引起。直肠静脉属门静脉系，无静脉瓣；静脉管壁薄、位置浅；末端直肠黏膜下组织松弛等均是构成血液淤积扩张的原因。另外，便秘、妊娠、前列腺肥大、盆腔肿瘤等使腹内压增高引起血液回流障碍，直肠静脉扩张、淤血。

(二)肛垫下移学说

近年来,不少学者通过现代细微的组织学研究,认为痔不是病,是由静脉窦、平滑肌、结缔组织、肛管弹性肌组成的人体正常器官——肛垫。其作用是参于肛门的闭合与控便功能。在正常情况下,肛垫随着肛门的收缩和张开而上下移动。只有在某些原因使肛管弹性肌损伤、变性,弹性减退,肛垫下移扩张、淤血的情况下才形成痔病。

二、分类和临床表现

(一)内痔

内痔是肛垫的支持结构、血管丛及动静脉吻合发生的病理改变和移位,内痔的临床表现是出血和脱出,可伴发排便困难、血栓、嵌顿及绞窄。内痔分为以下4度。

Ⅰ度:排便带血,滴血或喷射状,便后出血停止,无痔核脱出。

Ⅱ度:排便带血,排便时有痔核脱出,便后可自行还纳。

Ⅲ度:偶有排便带血,排便、劳累和负重时有痔核脱出,需用手还纳。

Ⅳ度:偶有便血,痔核脱出不能还纳。

(二)外痔

外痔是直肠下静脉属支在齿状线远侧表皮下静脉丛病理性扩张、血栓和纤维化,主要表现为肛门不适、潮湿不洁、肛门瘙痒等。外痔如果有血栓形成,称为血栓性外痔,有肛门剧痛。

(三)混合痔

混合痔是内痔通过静脉丛和相应部位的外痔静脉丛相互融合。表现为两种痔同时存在,大多是Ⅲ度以上内痔合并外痔。有时混合痔加重,环状脱出肛门外成为环状痔。环状痔易被肛门括约肌压迫引起嵌顿,发生淤血、坏死,临床上称为嵌顿性痔或绞窄性痔。

三、诊断

主要靠肛门直肠检查。除Ⅰ度内痔外,其他3度都可在肛门视诊下见到。直肠指诊可以了解有无其他病变,如直肠癌、直肠息肉等。最后作肛门镜检查以观察痔块情况及直肠黏膜有无充血、水肿、溃疡等。血栓性外痔表现为肛周暗紫色长条圆形肿物,表面皮肤水肿、质硬、压痛明显。必要时做纤维结肠镜及钡灌肠检查除外其他肠道病变。

四、鉴别诊断

(一)直肠癌

临床上常将直肠癌误诊为痔,延误治疗。误诊的主要原因是仅凭症状来判断,未进行直肠指诊及肛门镜检查,因此在痔判断中常规应行直肠指诊及肛门镜检查。直肠癌为高低不平硬块,表面有溃疡,肠腔常狭窄。

(二)直肠息肉

低位带长蒂的直肠息肉若脱出肛门外有时误诊为痔脱垂,前者多见于儿童,为圆形、有蒂、可活动。

(三)直肠脱垂

有时误诊为环状痔,但直肠脱垂黏膜为环形、表面光滑、括约肌松弛。后者黏膜呈梅花状、括约肌不松弛。

五、治疗原则

应遵循 3 个原则:①无症状的痔无需治疗;②有症状的痔重在减轻或消除症状,而非根治;③以保守治疗为主。

(一)一般治疗

保持大便定时通畅软便,热水坐浴,肛门内使用栓剂。痔脱垂并水肿及感染者,一般先行非手术疗法,适当应用镇痛药物,同时使用抗生素,炎症及水肿消退后再按上述方法治疗。血栓性外痔有时经局部热敷,外敷消炎止痛药物后,疼痛缓解而不需手术。

(二)注射硬化剂治疗

适用于出血性内痔,有炎症溃疡血栓形成的禁用。

(三)红外线照射疗法

适用于Ⅰ、Ⅱ度内痔。

(四)胶圈套扎法

适用于Ⅰ、Ⅱ、Ⅲ度内痔。

(五)多普勒超声引导下痔动脉结扎术

适用于Ⅱ～Ⅳ度内痔。

(六)手术疗法

1.痔单纯切除术

适用于Ⅱ、Ⅲ度内痔和混合痔治疗。可取侧卧位、截石位或俯卧位，在局部麻醉或骶管麻醉下进行。先扩肛至4～6指，显露痔块，在痔块底部两侧作V形切口，分离静脉团，显露肛管外括约肌。用止血钳于底部钳夹，贯穿缝扎后，切除缝扎线远端痔核。齿状线以上黏膜用可吸收线缝合；齿状线以下皮肤切口不予以缝合，创面凡士林油纱布填塞。嵌顿痔也用同样方法切除。

2.吻合器痔固定术

吻合器痔固定术也称吻合器痔上黏膜环切术(PPH)。主要适用于Ⅲ、Ⅳ度内痔、非手术治疗失败的Ⅱ度痔核环状痔，直肠黏膜脱垂也可采用。其主要方法是使用管状吻合器(PPH)环形切除距齿状线2 cm以上的直肠黏膜2～4 cm，使下移的肛垫上移固定。此术式与传统的手术比较，具有手术时间短、疼痛轻微、患者恢复快等优点。

3.血栓性外痔剥离术

适用于治疗血栓性外痔。在局部麻醉下将痔表面的皮肤切开，摘除血栓，伤口填入油纱布，不予缝合创面。

第五节　肛　　裂

肛裂是齿状线下肛管皮肤层裂伤后形成的小溃疡。方向与肛管纵轴平行，长0.5～1 cm，常引起肛门剧痛。多见于中青年人，发生部位多于前或后正中线上。

一、病因及病理

肛裂的病因与多种因素有关。长期便秘引起排便时干结粪便机械性创伤是肛裂形成的直接原因。另外，肛管与直肠成角解剖异常及局部韧带血供不良、伸缩性能差也可能是肛裂形成的原因。

急性肛裂可见裂口边缘整齐，底浅，呈红色并有弹性，无瘢痕形成。慢性肛裂反复发作，底深且不整齐，质硬，边缘呈纤维化，肉芽灰白，其上方可见到水肿的肛乳头。其下端皮肤可见有皮赘形成突出于肛门外，称为前哨痔。肛裂、前哨痔、肛乳头肥大同时存在称为肛裂“三联征”。

二、临床表现

剧烈疼痛、便秘和出血是肛裂的典型症状。疼痛具有典型的周期性：排便时刀割样疼痛，便后短时疼痛减轻，其后由于内括约肌痉挛又产生剧痛，可持续数小时。临床称为括约肌挛缩痛。直至括约肌疲劳、松弛后疼痛减轻。反复发作称为肛裂疼痛周期。排便时可有少量出血但大出血少见。

三、鉴别诊断

(一)血栓性外痔

疼痛是血栓性外痔的特点，活动与排便时加剧。肛诊时可见肛门处一卵圆形暗紫红色有一定张力的包块。指诊肛门周围质硬性肿块，压痛明显。

(二)肛周脓肿

肛门周围持续性跳痛，排便或行走时加重。肛门指诊可见肛门周围有硬结或肿块，局部温度增高，压痛或有波动感。B超可探及脓腔。

(三)其他

需要与克罗恩病、溃疡性结肠炎、肠结核、肛周肿瘤等引起的肛周溃疡相鉴别，可取活组织做病理检查以明确诊断。肛裂检查时会引起剧烈疼痛，常在局部麻醉下进行。

四、治疗原则

(一)非手术治疗

(1)口服缓泻剂或液状石蜡，使大便松软、滑润；纠正便秘，增加饮水和多纤维食物，保持大便通畅。

(2)局部温水坐浴，保持局部清洁。

(3)局部麻醉下手指扩张肛管，维持5分钟以去除括约肌痉挛。

(二)手术治疗

1.肛裂切除术

在局部麻醉或腰麻下，全部切除前哨痔、肥大的肛乳头、肛裂缘及深部不健康组织，必要时垂直切断内括约肌和外括约肌皮下部分。

2.内括约肌切断术

在局部麻醉下于肛管一侧距肛缘1～1.5 cm处作小切口达内括约肌下缘，

分离内括约肌至齿状线，剪断内括约肌，充分扩肛后，彻底止血，缝合切口。可一并切除肥大的肛乳头、肛裂和前哨痔。

第六节　肛　　瘘

肛瘘为肛门周围肉芽肿性管道，由内口、瘘管和外口组成。内口常为一个，位于直肠下端或肛管部位；外口可有一个或多个，位于肛周皮肤上。经久不愈、反复发作。多见于青壮年。

一、病因和病理

绝大多数肛瘘是由直肠肛管脓肿引起。其内口多在齿状线上肛窦处，脓肿自行破溃或切开引流形成外口，位于肛周皮肤上。由于外口愈合较快，常常形成假性愈合，导致脓肿反复发作，再次破溃或切开引流，形成多个瘘管和外口，使单纯肛瘘变成复杂肛瘘。另外，肛管外伤感染、肿瘤、结核等也可以引起肛瘘，但很少见。

分类如下。

（一）按位置分类

此为临床常用的分类。

1.低位肛瘘

瘘管位于外括约肌深部以下，可分为低位单纯性瘘（一个瘘管）和低位复杂性瘘（多个瘘管）。

2.高位瘘管

瘘管位于外括约肌深部以上，分为高位单纯瘘（一个瘘管）和高位复杂瘘（多个瘘管）。

（二）按瘘管和括约肌的关系分类

有肛管括约肌间型、经肛管括约肌型、肛管括约肌上型和肛管括约肌外型。前两型多见分别占70％和25％；后两型少见分别占4％和1％。

二、临床表现

（1）多有直肠肛管周围感染或肛旁脓肿病史。

(2)肛周反复肿胀、疼痛、流脓或有分泌物,较大的高位瘘不受括约肌控制,常有粪便及气体排出,有瘙痒感。也可短时间封闭后再次破溃,外口闭合后局部可有红、肿、热、痛等炎症反应。

(3)肛周可见一个或多个外口及肉芽组织,沿外口向肛门皮下可触及条索状物或硬结,挤压可有轻微疼痛,外口有分泌物溢出。

直肠指诊:可触及硬索条状瘘管,有时能扪到内口;为防止形成假道,以软质探针自外口轻轻插入,经瘘管可达内口处,还可自外口注入 1～2 mL 亚甲蓝溶液以观察内口的位置;碘油瘘管造影也是临床常用的检查方法。MRI 扫描能够清晰的显示瘘管的位置和与括约肌的关系,有的还能显示内口的位置。

三、治疗原则

(一)非手术治疗

堵塞法:1%的甲硝唑、生理盐水冲洗瘘管后,用生物蛋白胶自外口注入。适用于单纯性肛瘘,无创伤、无痛苦但治愈率较低仅 25%。

(二)手术治疗

原则是切除或切开瘘管,使创面敞开,引流通畅,促使愈合。

1.瘘管切开术

适用于低位肛瘘,手术在骶麻或局部麻醉下进行,将瘘管全部切开,引流通畅,促使愈合。因瘘管在括约肌深部以下,切开仅损伤外括约肌皮下部分,不会使肛门失禁。

2.挂线法

手术在骶麻或局部麻醉下进行,将探针自外口插入,循瘘管走向由内口穿出,在内口处探针上缚以消毒的橡皮筋或丝线,引导穿过整个瘘管,将内外口之间的皮肤切开,后扎紧挂线。术后每天坐浴,保持清洁。在 3～5 天后再次扎紧挂线。一般在术后 10～14 天挂线自行脱落,伤口愈合。适用于距肛门 3～5 cm 内,有内外口低位或高位,单纯或复杂性瘘切开或切除后的辅助治疗。最大的优点是不会发生肛门失禁。

3.瘘切除术

用于单纯性低位肛瘘,将瘘管全部切除直至正常组织。切除肛瘘后遗留的创面,一般以开放换药为原则。简单的表浅性低位肛瘘,切除瘘管后可考虑将创口一期缝合。

4.其他

对于复杂性肛瘘，需合并应用几种手术方法，如先使之成为单纯性肛瘘，再用挂线疗法处理。

第七节 肛门失禁

肛门失禁又称便失禁，是指肛门直肠节制和排粪功能障碍，不能随意控制排出粪便和气体，不能感知直肠内容物的容量和性质，不能控制夜间排便。

一、病因

(1)外伤：产伤、肛门手术、创伤、瘘、脓肿等引起肛门括约肌损伤。

(2)长期便秘引起的阴部神经变性。

(3)糖尿病、脊髓损伤、脑血管意外等。

二、诊断

(一)临床表现

患者不能随意控制排泄粪便和气体。

(1)完全失禁：完全不能控制排泄粪便和气体，经常有粪便和肠液流出，肛周潮湿。

(2)不完全失禁：能控制干粪，不能控制稀粪。

(3)感觉性失禁：排便前有少量粪便溢出，腹泻时加重。

(二)辅助检查

(1)视诊：肛门有畸形或缺损，闭合不紧。

(2)指诊：肛管直肠环和括约肌松弛，但感觉性失禁时此项无异常。

(3)肛管直肠压力测定：了解基础压力及收缩压力，90%的患者获得正确诊断。

(4)排粪造影：排便使肛管直肠角变钝，不自主的漏出钡剂是肛门失禁的可靠指标。

(5)肛管直肠腔内B超和磁共振成像可检查肛管各个方向内外括约肌的厚度和完整性，对外伤性肛门失禁有极高的诊断价值。

三、治疗原则

(一)非手术治疗

调理饮食、药物止泻、提肛训练、电刺激治疗等;解除由直肠脱垂或内痔脱出引起的肛门失禁。

(二)手术治疗

通过手术,恢复直肠、肛管、肌肉和肛管皮肤的正常解剖学和生理状态,重建肛管和直肠的角度,修补肌肉或移植肛管皮肤。根据发病原因、损伤范围,采取以下不同手术方法。

(1)肛管括约肌修补术:切除括约肌断端的瘢痕,将肌肉缝合。

(2)括约肌折叠术:将括约肌折叠缝合,收紧肛管。

(3)Parks 肛门后方盆底修补术:恢复肛直角正常角度,缝合缩短括约肌。

(4)括约肌成形术:用股薄肌和臀大肌移植于肛管周围,加强括约肌功能。

(5)人工肛门括约肌植入术:适用于严重的括约肌失禁患者,有多种型号,患者通过植入体内的控制泵,达到其安全控制干便、稀便、气体的排泄。

第八节 直肠脱垂

直肠壁部分或全层向下移位,称为直肠脱垂。仅直肠黏膜脱垂称为直肠黏膜脱垂或不完全脱垂。如果下移的直肠壁在直肠腔内,称为直肠内脱垂;下移到肛门外称为外脱垂。

一、病因病理

病因不明,认为与多因素有关。

(一)解剖因素

幼儿发育不良、年老体弱、营养不良者,易出现肛提肌和盆底筋膜薄弱无力;手术、外伤损伤直肠周围肌或神经等都可使直肠周围组织对直肠的固定减弱,发生直肠脱垂。

(二)腹压增高

便秘、腹泻、前列腺肥大、慢性咳嗽、多产等使腹压增高,使直肠脱垂。

(三)其他

内痔、直肠息肉经常脱出,向下牵拉直肠黏膜,诱发黏膜脱垂。

二、临床表现

主要症状为排便时有肿物从肛门脱出,开始时较小,排便完自行还纳。随着时间延长,发生脱垂的次数增加,脱出体积也随之增大,便后不能自行还纳,需用手复位。随着病情加重,可引起不同程度的肛门失禁,常有黏液流出引起肛周皮肤瘙痒和皮肤湿疹。

检查时嘱患者下蹲后用力屏气,使直肠脱出,肛门可见圆形、红色、表面光滑肿物。黏膜皱襞呈放射状;脱出一般不超过 3 cm;指诊仅触及两层黏膜;肛门收缩无力。直肠完全脱垂严重时,可见排便后有 10~15 cm 甚至更长肠管脱出。

三、鉴别诊断

环状内痔:病史不同,环状内痔脱垂时,可见到充血肥大的痔块,呈梅花状,易出血。直肠指诊,括约肌收缩有力,而直肠黏膜脱垂则松弛。

四、治疗原则

(一)一般治疗

幼儿直肠脱垂有自愈的可能,应该注意缩短排便时间,便后立即将脱出的肠管复位。成人也应积极治疗由便秘、咳嗽等引起腹内压升高的因素,保持大便通畅。以避免使直肠脱垂加重和治疗后复发。

(二)注射治疗

将硬化剂注射到脱垂部位的黏膜下层内使黏膜和肌层产生无菌性炎症,粘连固定。常用的注射剂有 5%的苯酚植物油和 5%的盐酸奎宁尿素水溶液。

(三)手术治疗

成人完全直肠脱垂以手术治疗为主。手术方法很多,各有优点和不同的复发率。手术途径有 4 种:经腹部、经会阴、经腹会阴和经骶部。直肠悬吊固定术治疗直肠脱垂的疗效肯定。术中游离直肠后,可通过多种方法将直肠和乙状直肠固定在周围组织上。可同时缝合松弛的骨盆筋膜、肛提肌,切除冗长的乙状结肠、直肠。

经会阴手术操作安全,但容易复发。近年来,采用痔上黏膜环切(PPH)方法治疗直肠黏膜脱垂取得较好的疗效。对于年老体弱患者进行肛门环缩术治疗直肠脱垂。

第九节 直肠息肉

直肠息肉泛指直肠黏膜突向肠腔的隆起性病变。直肠是息肉的多发部位，并常常合并有结肠息肉。病理上常将息肉分为肿瘤性息肉和非肿瘤性息肉。肿瘤性息肉可分为管状腺瘤、绒毛状腺瘤和混合性腺瘤3类，有恶变倾向，其癌变率为1.4%～9.2%。

一、诊断标准

(一)症状

主要表现为大便带血，色鲜红，常附在粪便表面，少数患者可有大量便血。长期慢性少量出血可导致贫血。息肉可随排便而脱出肛门外。可伴有直肠下坠感，大便次数增多，黏液便或黏液血便。息肉恶变具有与肿瘤一样的特点。

(二)体检

直肠指检大多能触及质软、有弹性、带蒂之大小不一、单个或多个肿物，有时指套带血或黏液。

(三)实验室检查

息肉合并出血时大便潜血试验阳性。

(四)辅助检查

直肠镜或乙状结肠镜检查可直视肿物，并取组织活检，明确肿物性质。结肠X线气钡双重造影可确定息肉部位及数目。约30%的直肠息肉患者为多发结肠息肉，故应常规行纤维结肠镜或结肠X线气钡双重造影以了解全结肠情况，以防漏诊。

二、鉴别诊断

(一)直肠癌

直肠指检肿块形状不规则，质地较硬。直肠镜或结肠镜下肿瘤形态不同，取组织活检可明确诊断。

(二)直肠类癌

直肠指检为黏膜下肿物,表面光滑,质硬,可以活动。

三、治疗原则

位于直肠上端的带蒂息肉可考虑经直肠镜或乙状结肠镜电灼法切除,无法或不宜电灼切除时可经腹切开直肠切除;中下段直肠息肉可经肛、经骶尾部(Kraske术)或经肛门括约肌途径(Mason术)切除。对已癌变的息肉应按癌肿处理,除癌变属早期癌可作局部切除外,其余均应行一定程度的扩大切除术。可行TEM切除直肠肿瘤,该术式克服了传统局部手术难以达到直肠中、上段且不易获得满意视野的问题,理论上可切除距肛缘20 cm的肿瘤,术中视野清晰,肿瘤完整切除率非常高,术后并发症少。

第十节 直 肠 癌

直肠癌是乙状结肠直肠交界处至齿状线之间的癌,是消化道常见的恶性肿瘤,占消化道癌的第2位。

一、诊断标准

(一)症状

排便习惯改变,次数增多或便秘。大便带血或黏液血便,脓血便,便形变细。肿物局部侵犯可致直肠内或骶尾部疼痛,尿频、尿痛等症状。癌肿转移至肝或腹膜,可出现肝大、黄疸、腹水等。

(二)体检

直肠指诊是诊断中下段直肠癌的重要方法。指诊时可触及突出、表面高低不平、质地硬的肿块,指套带血或黏液。

(三)实验室检查

常规检查血CA系列,CEA升高有辅助诊断价值。血常规检查有时表现为血红素降低。便潜血试验可阳性,多次检查可提高检出率。

(四)辅助检查

直肠镜或乙状结肠镜检查可直视肿物,并取组织活检,明确肿物性质。术前尽可能行纤维结肠镜、结肠气钡双重造影或CT结肠重建以了解全结肠情况,排除结肠多发性病变或息肉病变。

二、临床病理分期

Dukes分期如下。

Dukes A期:癌肿浸润深度限于直肠壁内,未超出浆肌层,且无淋巴结转移。

Dukes B期:癌肿超出浆肌层,亦可侵入浆膜外或直肠周围组织,但尚能整块切除,且无淋巴结转移。

Dukes C期:癌肿侵犯肠壁全层,伴有淋巴结转移。

C_1期:癌肿伴有癌灶附近肠旁及系膜淋巴结转移。

C_2期:癌肿伴有系膜动脉根部淋巴结转移,尚能根治切除。

Dukes D期:癌肿伴有远处器官转移,或因局部广泛浸润或淋巴结广泛转移不能根治性切除。

三、鉴别诊断

(一)痔

痔和直肠癌不难鉴别,误诊常由未行认真检查所致。痔一般多为无痛性便血,血色鲜红不与大便相混合,直肠癌便血常伴有黏液而出现黏液血便和直肠刺激症状。对便血患者必须常规行直肠指诊。

(二)肛瘘

肛瘘常由肛窦炎而形成肛旁脓肿所致。患者有肛旁脓肿病史,局部红肿疼痛,与直肠癌症状差异较明显,鉴别比较容易。

(三)阿米巴肠炎

症状为腹痛、腹泻,病变累及直肠可伴里急后重。粪便为暗红色或紫红色血液及黏液。肠炎可致肉芽及纤维组织增生,使肠壁增厚,肠腔狭窄,易误诊为直肠癌,纤维结肠镜检查及活检为有效鉴别手段。

(四)直肠息肉

主要症状是便血,直肠指检可触及质软、带蒂之大小不一的肿物。直肠镜或纤维结肠镜检查及活检为有效的鉴别手段。

(五)直肠类癌

早期无症状,直肠指检为黏膜下肿物,表面光滑,质硬可以活动。

四、治疗原则

手术切除是直肠癌的主要治疗方法,术后辅助放疗和化疗可以提高Ⅲ期直肠癌患者的生存率。对于中低位的局部进展期直肠癌术前放疗和化疗(新辅助治疗)能提高手术切除率、降低复发率,成为常规的治疗手段。因此,直肠癌的治疗强调以手术为主的综合治疗。

直肠癌根治术有多种手术方式,常见手术治疗包括:①腹会阴联合直肠癌根治术(APR);②经腹前切除术(LAR);③Parks 手术;④Hartmann 手术;⑤经肛门或经骶尾部局部切除等。近年来,双吻合器技术的应用使得中下段直肠癌的保肛率有了明显提高。全直肠系膜切除(TME)和保留盆自主神经的直肠癌根治术(PANP)的开展,有效地降低了直肠癌术后的局部复发率和减少了盆腔自主神经损伤。

直肠癌根治术应遵循 TME 原则:①直视下在骶前间隙进行锐性分离;②保持盆筋膜脏层的完整无损;③肿瘤远端直肠系膜切除不得少于 5 cm 或全系膜,切除肠段至少距肿瘤 2 cm。

近年来随着腔镜技术的不断成熟,手术器械的日益进步,腹腔镜直肠癌手术在一些微创中心逐渐开展,其疗效有待进一步的前瞻性随机对照研究结果。

第十一节 肛管及肛门周围恶性肿瘤

肛管及肛门周围恶性肿瘤不是常见的临床疾病,只占所有结直肠癌的 2%或更少。

一、诊断标准

(一)症状

肛管癌常有排便习惯改变、次数增多、便血、疼痛等症状。肛门周围癌常有肛门部不适和瘙痒,一般不疼,如侵犯肛管或括约肌则有疼痛。

(二)体检

指诊可及肛管或肛门周围肿物,可有溃疡形成或环状狭窄。两侧腹股沟可及肿大淋巴结。

(三)辅助检查

直肠镜及取活组织做病理检查。

二、鉴别诊断

(一)血栓性外痔、肛裂

肛镜检查可以鉴别。

(二)肛周湿疣

需通过活组织检查进行诊断。

三、治疗原则

肛管癌治疗必须根据其病理类型、生长部位、侵犯的范围、癌细胞的分化和恶性程度、有无淋巴转移,采取不同的治疗方法。对限于黏膜层和黏膜下层的肿瘤或原位癌,广泛的局部切除通常是可以治愈的;对侵犯更深的肿瘤,腹会阴联合切除术在组织学上是首选的治疗方法,当肛门缘被肿瘤侵犯时,需要比直肠癌所切除的肛门周围皮肤要宽一些。术前放疗和化疗在治疗局部侵犯很广的肛管肿瘤或伴有淋巴结转移的患者中能起到重要作用。

参考文献

[1] 钟才能.现代外科临床诊疗精要[M].长春:吉林科学技术出版社,2019.
[2] 杨东昌.实用肝胆外科学[M].长春:吉林科学技术出版社,2019.
[3] 赵玉荣.实用外科疾病临床诊治[M].天津:天津科学技术出版社,2019.
[4] 王茜.简明临床外科学[M].昆明:云南科技出版社,2019.
[5] 王文鹏.临床外科疾病诊治[M].北京:科学技术文献出版社,2019.
[6] 王晋东.实用普通外科手术治疗学[M].长春:吉林科学技术出版社,2019.
[7] 孙丕忠.普通外科诊疗实践[M].天津:天津科学技术出版社,2019.
[8] 张海洋.现代普通外科基础与临床[M].北京:科学技术文献出版社,2019.
[9] 刘平.普通外科临床新进展[M].南昌:江西科学技术出版社,2019.
[10] 钟锋.临床普通外科手术技术[M].北京:科学技术文献出版社,2019.
[11] 宗小玲.普通外科疾病临床诊治[M].昆明:云南科技出版社,2019.
[12] 朱文新.现代普通外科诊疗技术[M].天津:天津科学技术出版社,2019.
[13] 曹常玲.新编普通外科手术操作技巧[M].武汉:湖北科学技术出版社,2018.
[14] 高坤范.新编普通外科疾病基础与临床[M].长春:吉林大学出版社,2019.
[15] 魏振刚.普通外科临床诊断治疗学[M].昆明:云南科技出版社,2019.
[16] 刘景德.普通外科疾病临床诊断与处理[M].长春:吉林科学技术出版社,2019.
[17] 高金亮.现代普通外科治疗精要[M].武汉:湖北科学技术出版社,2018.
[18] 任晓斌.实用普外科疾病诊疗学[M].北京:中国纺织出版社,2019.
[19] 王作岭.现代普通外科诊断与临床实践[M].天津:天津科学技术出版社,2019.
[20] 符洋.实用临床普通外科疾病诊治[M].北京:科学技术文献出版社,2019.
[21] 石景森,孙学军.普通外科肿瘤学[M].北京:人民军医出版社,2018.

[22] 樊盛军.临床常见普通外科疾病诊治[M].北京：中国人口出版社，2019.
[23] 杨柳.普通外科诊疗思维与临床研究[M].长春：吉林大学出版社，2019.
[24] 李妲.临床普通外科常见病及手术治疗[M].开封：河南大学出版社，2019.
[25] 陈凛，贾宝庆.普通外科临床路径[M].北京：人民军医出版社，2018.
[26] 柴春.普通外科疾病诊断与治疗策略[M].哈尔滨：黑龙江科学技术出版社，2019.
[27] 韩飞.普外科常见病的诊疗[M].南昌：江西科学技术出版社，2019.
[28] 苑文明，万勇.当代外科常见病诊疗实践[M].南昌：江西科学技术出版社，2019.
[29] 裴元民.普通外科疾病诊断与治疗[M].天津：天津科学技术出版社，2018.
[30] 张鹏天，王宏波，陈华强.普外科手术[M].南昌：江西科学技术出版社，2019.
[31] 杨永安.临床外科疾病诊治精要[M].北京：金盾出版社，2019.
[32] 孙秀娟.实用临床外科诊疗技术[M].昆明：云南科技出版社，2019.
[33] 江培朝.外科常见疾病诊断与治疗[M].北京：科学技术文献出版社，2019.
[34] 范凤连.新编普外科诊断思维[M].北京：中国纺织出版社，2019.
[35] 张晓彬.实用临床普通外科学[M].北京/西安：世界图书出版公司，2019.
[36] 任雪峰，高山，张庆.损伤控制手术在以腹部损伤为主的严重胸腹联合伤中的应用[J].现代实用医学，2019，31(8)：1028-1029.
[37] 白超朋.探讨超声引导下穿刺置管治疗腹腔脓肿的临床应用价值[J].世界最新医学信息文摘，2019，31(91)：103-104.
[38] 崔慧敏.内镜下逆行阑尾炎治疗术对急性阑尾炎的应用价值研究[J].世界最新医学信息文摘，2019，26(69)：66-67.
[39] 刘杰，刘海鹏，黄泽平，等.胃癌术后胆囊结石形成的研究现状与进展[J].中华普通外科杂志，2019，34(11)：1011-1013.
[40] 潘祝彬，高群，卢贤映，等.先天性胰腺囊肿误诊为胆总管囊肿一例[J].中华肝胆外科杂志，2018，24(9)：629-630.